GE(H)SUND & MUNTER 2.0

Ernährung • Bewegung • SUP+Yoga

Jürgen Marczinkowski

Impressum

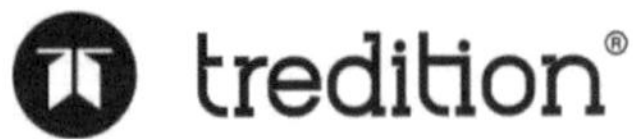

Verlag und Druck: tredition GmbH,
Halenreie 40-44, 22359 Hamburg

Coverfoto: Dana-t-fotografie.jimdo.com

Umschlag und Satz Konstantin Banmann *www.kontinuum-art.de*

Lektorat: Natalie Nicola *www.schreib-vielfalt.de/*

Abbildungen: pixabay.com und Bilder des Autors

IBSN

Paperback: 978-3-347-08335-6

E-Book: 978-3-347-08336-3

Die Ratschläge und Empfehlungen dieses Buches wurden vom Autor nach bestem Wissen und Gewissen erarbeitet und sorgfältig geprüft. Dennoch kann eine Garantie nicht übernommen werden. Eine Haftung des Autors oder seiner Beauftragten für Personen-, Sach- oder Vermögensschäden ist ausgeschlossen.
Dieses Buch ersetzt nicht den Gang zum Arzt oder zur Ärztin Ihres Vertrauens!

Für Dich mit Liebe erstellt.

Ich widme dieses Buch:

**Allen Menschen, die sich bewusst entschlossen haben,
ein noch gesünderes und glücklicheres Leben zu leben.
Möge Euch das Buch dabei ein guter Begleiter sein.**

YOGI- Jürgen

Vorbemerkungen des Autors:

Ein einziges Buch vermag das Leben eines Menschen für immer zu verändern.

Im Rahmen der Erstellung dieses Buches habe ich Umfragen erstellt und habe vieles davon in diesem Buch vertieft.
Vielen Dank an alle Beteiligten.

Ich wähle im Folgenden das persönliche „du“, da ich finde, dass wir uns auf Augenhöhe begegnen dürfen.

Falls du einen Fehler entdecken solltest, beglückwünsche ich dich zu deiner Aufmerksamkeit. ;)

Übernimm die Verantwortung zu 100 % - jeden Tag.

Inhaltsverzeichnis

Warum dieses Buch?

Dieses Buch verknüpft die allerneuesten Erkenntnisse aus der Hirnforschung, zur Darmflora und unserer Biochemie miteinander, um dich auf eine vitale und gesunde Ernährung auszurichten. Schon durch das Lesen allein wird sich dein Bewusstsein für die vielfältigen Zusammenhänge erweitern. Übungen und Tipps runden das Ganze ab.

Gesundes Essen hat einen enormen Einfluss auf dein Wohlbefinden. Dein Körper braucht 47 essentielle Stoffe wie zum Beispiel Aminosäuren, Vitamine, Mineralien und Spurenelemente, um richtig lange gut zu funktionieren. Essential: bedeutet, dass sie ihm von außen über die Nahrung zugeführt werden müssen. Deine Nahrungsmittel sind also deine Kraftquelle. Sie sind Heilmittel für deinen Körper und Balsam für die Seele. Die richtigen Lebensmittel können wahre Wunder vollbringen. Die passende Nahrung stärkt nicht nur dein Immunsystem. Bewusst zu essen hilft dir, dein ideales Gewicht zu halten sowie Leib und Seele zusammen zu halten. Eine Rakete braucht ja auch den richtigen Treibstoff, um gut zu funktionieren – genauso wie dein Körper.

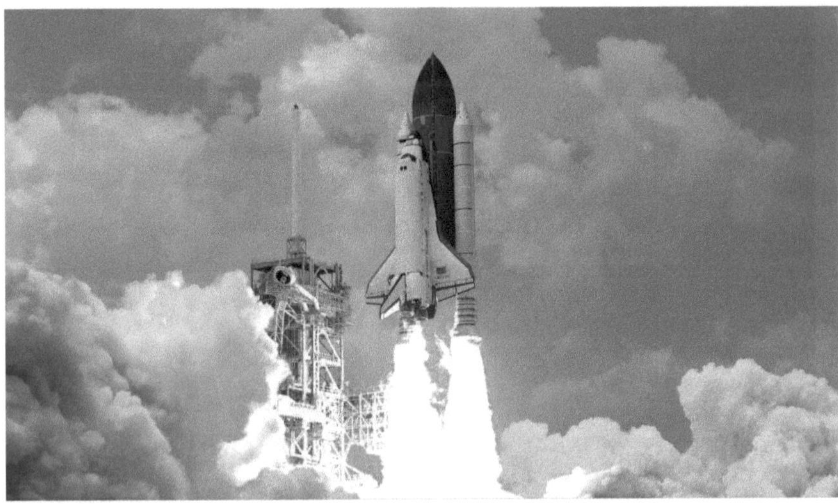

Jede einzelne Körperfunktion ist auf den richtigen Treibstoff, die richtigen Nahrung angewiesen. Unsere Ernährung ist somit eines der kraftvollsten Werkzeuge für Gesundheit, Lebensfreude und Schönheit. Wir können dieses Wissen täglich nutzen. Eine Studie (2018) der Universität Harvard, die über viele Jahre durchgeführt wurde, gibt drei wichtige Faktoren an, die dafür entscheidend sind, ob wir im Alter gesund bleiben:

- Beziehungen zu Freunden und Familie
- Die Qualität der Beziehungen zu den Mitmenschen
- Die Ernährung und der Lebensstil

Was erwartet dich?

In diesem Buch liefere ich dir Informationen über Vitalstoffe und ein richtig ge(h)sundes Leben. Am Ende des Buches wirst du wissen, was es mit Entgiftung, Entsäuerung, Entschlackung, Entlasten und Entspannung auf sich hat. Du erfährst, wie du mit Freude deine Vitalität (zurück) erhältst. Arbeite immer wieder mit diesem Buch, markiere, lese und unterstreiche, notiere, ergänze und verbessere die Inhalte mit deinen eigenen Gedanken und Gefühlen für ein schönes und langes Leben.

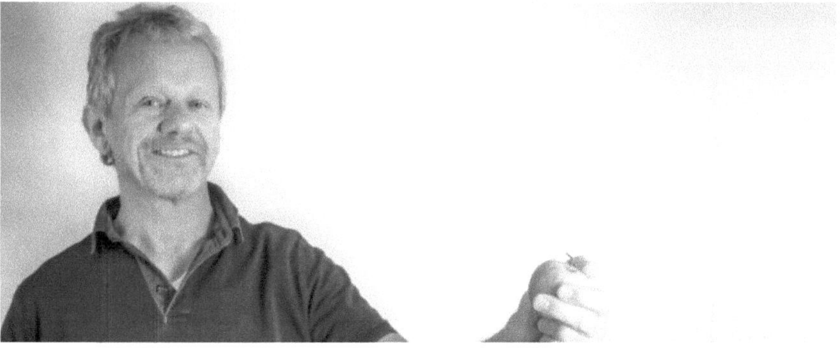

Der Autor mit einem Cox Orange frisch aus dem Garten

„An apple a day keeps the doctor away", - das wussten schon unsere Eltern, als „Bio" noch zur „Normalität" gehörte. In diesem Buch lernst du wichtige Pfeiler der Vitalität kennen, die du in deinen Alltag einbauen kannst. Ich selbst, meine Familie, meine Schüler, Freunde und Bekannte haben damit gute Erfahrungen gemacht.

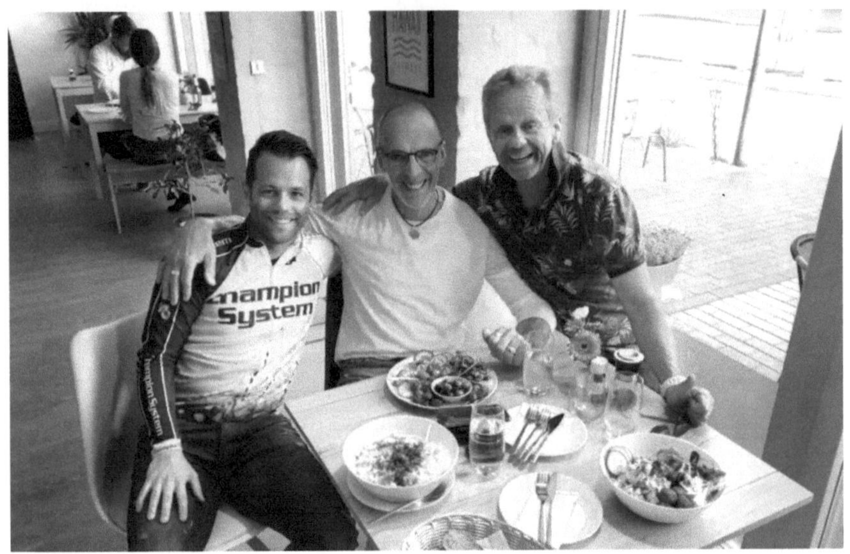

Dennis, Wolli und der Autor im Veganen Restaurant.

Fragen zum Einstieg

Stelle dir einmal vor: Dein Pferd ist das erfolgreichste. Du bist dir sicher, dass es noch viele Rennen gewinnen wird. Würdest du dein Pferd unter diesen Bedingungen verkaufen? Könnte es sein, dass du unter Umständen zu 100% dafür Sorge tragen würdest, dass dein Pferd optimal versorgt und ernährt wäre? Du würdest dein Pferd wahrscheinlich keinem unnötigen Stress ausgesetzten, es keine Zigaretten (wobei ein Pferd ja selten raucht) und Alkohol konsumieren lassen. Eben weil du dir darüber bewusst wärst, dass dein Pferd dann nicht mehr die guten Ergebnisse erzielen würde.

Wie gehen wir Menschen mit unserem wertvollsten Gut, unserer Gesundheit, tagtäglich um? - Hier ist Platz für deine Antwort

Studien* haben gezeigt, dass viele Menschen überhaupt nicht wissen, wie sie ihre Nahrung optimal einnehmen, respektive wo sie sie optimal kaufen können. Das heißt, das Problem beginnt bereits beim Einkaufen. Genau aus diesem Grund habe ich dieses Buch geschrieben. Mir ist es ein besonderes Anliegen, dass wir unseren Körper wieder besser verstehen lernen und uns nicht mehr selbst durch Unachtsamkeit unserer Lebensenergie berauben und damit auch gleichzeitig unserer Lebenslust.

**Gesunde haben 1.000 Wünsche,
Kranke nur einen.**

– Lebenssprüche –

Ein Mensch kann nur gesund sein, sich wohl und vital fühlen, wenn ihm alle notwendigen Mikronährstoffe, auch Vitalstoffe genannt, in ausreichender Menge zur Verfügung stehen. Zu den Vitalstoffen gehören unter anderem Vitamine, Mineralstoffe,

*Verschiedene Studien findet der aufmerksame Lesende am Schluss des Buches mit der Möglichkeit, sich weiter in die Themen zu vertiefen. Du darfst mich auch jeder Zeit anschreiben, um noch weitere Impulse zu erhalten.

Spurenelemente, Aminosäuren und lebensnotwendige Fettsäuren, Ballaststoffe und anderes mehr. Eine gute Vitalstoffversorgung bildet die Grundlage, um die körperliche und geistige Leistungsfähigkeit zu erhalten und zu stärken.

Bist du interessiert daran, die folgenden Tipps in deinem Alltag umzusetzen? Wenn du - bevor du mit diesem Training startest - genaueres über deinen jetzigen Vitalitätszustand wissen möchtest, kannst du ich unter *www.biologischesalter.tk.de* einloggen und ermitteln, welches biologische Alter dir aktuell entspricht. (Angaben ohne Gewähr.)

Fitness TEST:

Oder du probierst es gleich an Ort und Stelle, indem du versuchst, aus dem Sitzen aufzustehen – ohne dich irgendwo festzuhalten. Am besten ist es darüber hinaus, nur auf einem Bein aufzustehen. Du ahnst, worauf ich hinaus möchte? Nicht nur das eigene Pferd, oder Auto, sondern auch dein Körper möchte gut gewartet und gepflegt sein.

Viel Freude und Erfolg bei der Umsetzung!

Mit richtig guten Grüßen

Jürgen Marcinkowski

Die wichtigsten Grundlagen

Dieses Buch ist sowohl Ratgeber als auch Arbeitsbuch. Lies es deshalb am besten mehrmals, denn dein Verständnis der Zusammenhänge werden sich vertiefen und deine Wahrnehmung und dein Blick auf die Welt sich jeweils verändern. Das liegt daran, dass dein Fokus auf unterschiedliche Dinge gerichtet ist. In zwei Monaten ist es womöglich ein ganz anderer als heute.

Merke:

Wiederholung ist die Mutter der Meisterschaft.

#Gesund #Bewusst #Leben #Wahrnehmung #Dranbleiben #Umsetzung #Gehirnforschung #Pädagogik #Spiritualität

Ich empfehle dir, während du liest, die für dich in diesem Moment wichtigsten und interessantesten Stellen zu markieren. Wenn du dir zudem Ziele setzt und sie handschriftlich niederschreibst, erreichst du sie schneller und besser.

Das ist doch Motivation:

Das Schreiben mit der Hand kann bis zu 10.000 Bewegungen beinhalten, welche Tausende von Nervenbahnen in deinem Gehirn anregen: vom Finger über den Arm bis zum Gehirn. Beim Schreiben am PC hingegen werden nur wenige unterschiedliche Fingerbewegungen angeregt.

Und wichtig:

Vergiss bei all dem nicht zu lächeln. Denn Lachen ist gesund! Wir lernen schneller und einfacher mit Humor.

Probe mit Exempel

Wie ich zu meinen Erkenntnissen gekommen bin? Im Selbstversuch habe ich zum Beispiel Vitalstoffe zu mir genommen, eine Mikrobiom-Therapie (MT) sowie eine Stoffwechselkur (SWK) gemacht, das GEWICHSTREDUKTIONSPROGRAMM des Arztes A.T. Simeons, der dem Grunde der Fettleibigkeit schon vor mehr als 60 Jahren bei Untersuchungen auf die Spur kam. Heutzutage wird diese Kur auch von schlanken Menschen zur Entsäuerung und Entgiftung eingesetzt. Ich wollte meinen Körper also besser in seinen Prozessen unterstützt und versorgt wissen, mit folgenden Ergebnissen und Erfolgen:

Vorbereitung auf die Vitalstoffe und MT & SWK

Name: Jürgen Marczinkowski

Warum will ich das machen?

Weniger Bauchfett, weniger Hüftgold = mehr Gesundheit und mehr Lebensfreude.

A-Z Liste von eventuellen Beeinträchtigungen und was sich verändert hat …

A = Asthma = bessere Werte beim Lungenfacharzt – kann meine Medizin langsam ausschleusen
Allergien, Aufstoßen, Arthrose = weniger

B = Bauchfett = von 105 cm auf 90 cm
Bizeps Schmerzen rechts und links = weniger

E = Epikondylitis Radiales = viel weniger

F = Fingergelenke – viel besser

G = Gelenk Gicht – besser
H = Hals und Nacken = besser
K = Knie rechts = besser
M = Muskelverklebungen = besser
N = Nussallergie = verbessert sich
R = Rücken = besser
S = Schulterschmerzen rechts = fast weg
Z = Zehennagel porös – besser geworden

Egal, was es bei dir ist, komme ins Tun. Probiere aus, was sich verändert, wenn du etwas in deiner Ernährungsweise veränderst. Selbst etwas zu TUN ist wichtig, denn aus der Lernbiologie wissen wir, dass dies die effektivste Art ist, um sich etwas (Positives) langfristig zu merken. „Learning by doing".

Wir behalten etwa:

10 % von dem, was wir lesen
20 % von dem, was wir hören
30 % von dem, was wir sehen
50 % von dem, was wir hören und sehen
70 % von dem, was wir selbst sagen
90 % von dem, was wir selbst tun.

Konfuzius sagte: „Sage es mir, und ich werde es vergessen. Zeige es mir, und ich werde es vielleicht behalten. Lass es mich tun, und ich werde es können." Zeige es jemanden und du kannst es ... Letzteres versuche ich mit diesem Buch. Entscheide selbst, ob mir das gelungen ist. Zum Schluß hast du die Möglichkeit zu einem „Feedback"

Gesundheit - Körper, Geist und Umwelt

Nach meiner Erfahrung führen folgende zehn Faktoren zu einem guten und vor allem fröhlichen Leben.

Meine zehn Säulen der Gesundheit

- Bewegung
- Eine gute Fähigkeit zur Entspannung
- Guter und gesunder Schlaf
- Gute Verhaltensmuster und Glaubenssätze
- Kenntnis und Unterstützung des eigenen Biorhythmus
- Eine gute Erdung/Erdverbundenheit
- Gute soziale Gemeinschaft
- Sorge dafür, dass es dir gut geht.
- Eine gute Ernährung (Was damit gemeint ist, wird im Verlauf des Buches gezeigt ...)
- Dankbarkeit

Die Rolle der Bildung

Ein wichtiger und leicht übersehbarer Faktor für ein langes Leben ist die Art und Weise der allgemeinen Lebens- und Gesundheitsbildung. Denn mit Herz und Verstand gleichermaßen "gebildete" Menschen gehen anders und sorgsamer mit dem Körper um. Das sollte als Schulfach unterrichtet werden: Bewegung und Gesundheit.

Als der Dalai-Lama einst gefragt wurde, was wohl das Wichtigste ist, antwortete er: „Die Bildung jedes Einzelnen". Wer mehr über sich und seine körperlichen und geistigen Funktionen weiß, verhält sich selbst, anderen und schließlich auch der Erde gegenüber wesentlich anders. Wie aber kommen wir dahin? Es ist Handlungsbedarf vorhanden.

Die Pisa-Studien haben gezeigt, dass 20 bis 30 Prozent der 15-jährigen Sätze nicht sinnerfassend lesen können. Das gilt für Deutschland wie für Österreich und das ist eine Katastrophe. Die Hirnforschung (FOKUS Online 2019) hat herausgefunden, dass wir neu Erlerntes wieder vergessen, sobald wir hinterher zum Beispiel eine Stunde fernsehen.

Die neuesten Entdeckungen der Gehirnchemie und Gehirnbiologie haben ergeben: Bei Stimulierung beider Gehirnhälften arbeitet die linke Gehirnhälfte, die wir mit der rechten Hand aktivieren – vorsichtiger und langsamer als die rechte Gehirnhälfte.

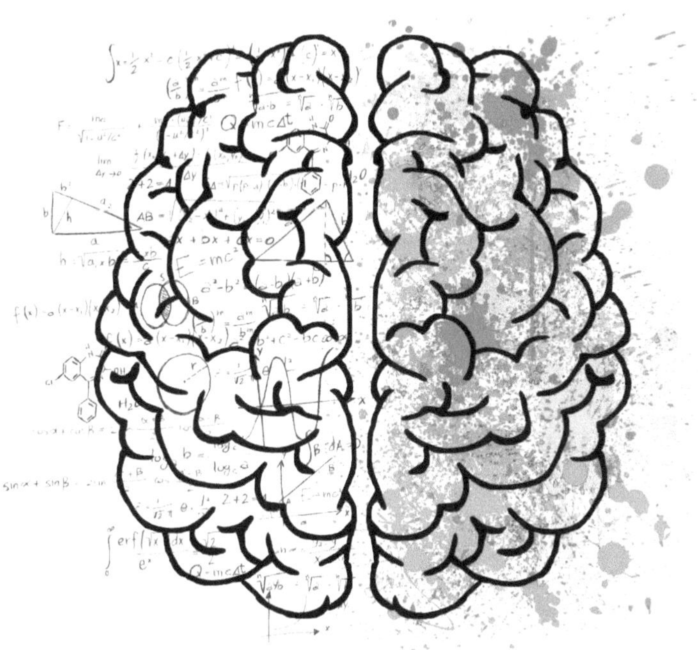

Vertraue jenen Gedanken, die du zuerst hast. Noch sicherer ist es, diese aufzuschreiben. **Du bist, was du denkst. Was du denkst, strahlst du aus. Was du ausstrahlst, ziehst du an!**

Menschen mit fehlender Lebens- und Gesundheitsbildung haben in unserer modernen Informationsgesellschaft nicht nur geringe Berufsaussichten, sondern auch schlechte Voraussetzungen für ein erfülltes und langes Leben. Man möchte ausrufen: Ernähre dich ordentlich, damit deine Seele gedeihen kann! Glücklicherweise ist die richtige Ernährung kein Geheimnis und bei der Umsetzung wird dir das Buch ein guter Ratgeber sein. Das „Bildungsproblem" wird sich verstärken, wenn wir nicht die Ursachen dafür beseitigen. Es belastet nicht nur den Sozialstaat, sondern hält uns auch von der vollen Entfaltung unserer Potentiale ab.

Merke:

Ein gesundes Leben ist sehr wichtig, das Finanzielle nur ein Teilbereich dessen. Lebens- und Gesundheitsbildung sollte nicht erst im erwachsenen Alter beginnen, sondern es sollte schon in den Kindergärten darum gehen, was uns vital erhält und zwar körperlich, geistig und seelisch. Hier wird nicht gründlich genug informiert. Es fehlt an Bewusstsein für die tieferen Zusammenhänge, die ich in diesem Buch anhand meiner Erfahrungen zusammengetragen habe und die ich in Vorträgen und Workshops spielerisch und motivierend vermittele. (YouTube: „Jürgen Marczinkowski"/ Instagram: „jurgenmarczinkowski.)

Was ist eigentlich Gesundheit?

Es gibt Krankheiten, die scheinbar aus heiterem Himmel kommen. Das verstehe ich als „Hausaufgabe" für uns Menschen. Der Körper sagt: „Ich stoppe dich. Dieses Verhalten tut mir nicht gut." Vielleicht haben wir bereits ein oder zwei Anzeichen unseres Körpers übersehen und nun zieht er die Notbremse. Schmerzen können auch als „Heilungschmerzen" gedeutet werden, um eine neue Balance im Körper zu finden.

Es gibt tausend Krankheiten, aber es gibt nur eine Gesundheit.

– Arthur Schopenhauer –

Denke mal darüber nach:

- Was bewirkt es, wenn du dich ausgeschlafen fühlst? Wenn du gesund gefrühstückt hast? Wenn du in deinem Atemfluss, im „Flow“ bist?
- Was bewirkt es, wenn du eine Arbeit hast, die dich (er)nährt? Eine, die dir Spaß macht? So sehr, dass du eigentlich keinen Urlaub mehr davon brauchst?
- Was bewirkt es, wenn du mit dir und deiner Umgebung im Reinen bist?
- Was bewirkt es, wenn du bewusst gute Pausen machst? (Was bedeutet eine „gute“ Pause für dich?)
- Was bewirkt es, wenn du mit dir, deinem Partner/ deiner Partnerin, deiner Wohnung und/oder mit deinem Freundeskreis so richtig zufrieden bist?

Was brauchst du (noch), um dich gesund/vital zu fühlen?

Trage es hier ein:

1. ______________________________

2. ______________________________

3. ______________________________

Damit Geist und Körper gesund bleiben, sollten wir an einem gesunden Ort mit frischer Luft leben, gesunde, ausgewogene Ernährung zu uns nehmen und ausreichend Schlaf bekommen. Meine Lebenserfahrung zeigt mir, dass es Menschen gibt, die sind gesund und dabei unglücklich – und es gibt andere Menschen, die krank, aber glücklich sind. Woher kommt das? Unser „Mindset", die Art und Weise wie wir Dinge und Sachverhalte bewerten entscheidet darüber, ob jemand alles negativ betrachtet oder ob er oder sie eher einen positiven Blickwinkel auf das Leben im Großen und Ganzen hat. Entscheidend ist hier für mich, ob man für die kleinen Dinge im Leben dankbar ist oder alles als selbstverständlich hinnimmt. Siehe auch Corona-Krise - wie gut hatten wir es vorher.

Wie können wir unseren Blickwinkel verändern? Wir können daran arbeiten, körperlich vitaler zu werden, indem wir unseren Geist herausfordern und unsere Seele pflegen. Halte deinen Geist, deinen Körper und deine Seele gesund. Was das im Detail bedeutet, zeige ich dir in den nächsten Kapiteln. Entfessele deine innere Kraft und Ge(h)sundheit.

Kummer, Stress und Sorgen im Alltag, ein insgesamt unbewusster Lebensstil … Es gibt viele Dinge, die uns Energie rauben und uns das Leben schwer machen. Aber es gibt Hoffnung. Das Energiedefizit lässt sich wirkungsvoll beheben. Du fragst dich jetzt vermutlich: Ja, wie soll das denn funktionieren? Die Antwort ist: Alles ist Energie.

Gehe diesem Impuls einmal nach:

- Mit welchen Ebenen der Energie bist du vertraut?
- Was ist der Unterschied zwischen nachhaltiger und kurzfristiger Energie?

- Wie fühlt sich angestaute Energie an? Wie fühlt es sich an, wenn deine Energie fließt? Wann bist du im „Flow“?
- Kannst du deine inneren Energiekörper wahrnehmen?

Sei achtsam und vertraue deiner Wahrnehmung und erweitere dein Wissen ständig! Wenn alles Energie ist, wie gehst du dann mit deiner um? Schreibe es auf:

- Achtsam
- Liebevoll
- Dankbar

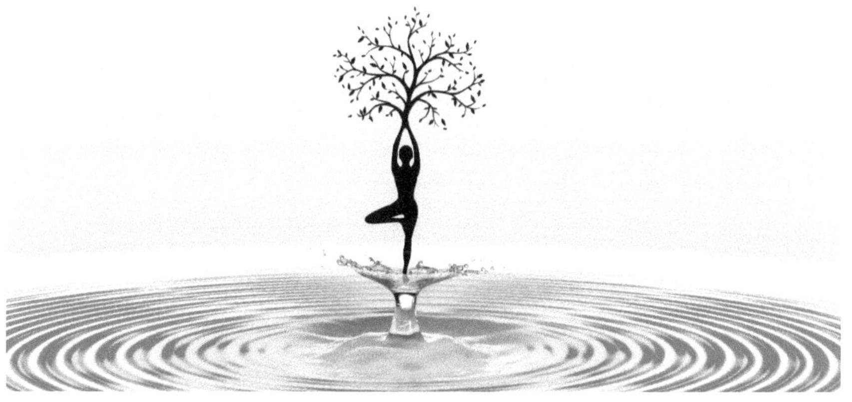

Aus der Psychologie und Hirnforschung wissen wir, dass unser Gehirn zu bestimmten Situationen bestimmte Schwingungsfrequenzen hat. Diese nennt man Alpha-, Beta- und Gammazustände des Geistes. Sicherlich ist zusätzlich auch noch deine mentale Energie entscheidend für die Art und Weise, wie du gerade im Leben stehst. Wie sieht es außerdem aus mit deiner intuitiven Energie, mit dem Eins-Sein, dem Alpha-Zustand (8 Hertz = 8 Schwingungen pro Sekunde)? Was passiert, wenn du bewusst anwesend bist? Und seien es nur zwei Minuten. Dein Energieniveau wird angehoben.

Bei Energiemangel schlägt der Körper Alarm. Dann werden selbst einfache Aufgaben zur Qual. Müdigkeit und Niedergeschlagenheit sind heute die stetigen Begleiter vieler Menschen Konzentrationsprobleme und Verdauungsstörungen stehen auf der Tagesordnung. Steifigkeit der Glieder, Infekte oder Schlafstörungen treten sehr häufig auf. Hier kann es sein, dass sich unser Energielevel heben darf. Ein Energiemangel entsteht durch das Zusammenspiel vieler Faktoren. Zum Beispiel eine nicht vorhandene Atempräsenz - atme tief in den Unterbauch ein - spielt dabei eine wichtige Rolle.

Zu Beginn meiner Reise zu mehr Wohlbefinden und Gesundheit plagte mich das eine und andere Wehwehchen. Also machte ich mich auf den Weg, mich gesünder ernähren zu wollen. Aber was meinte das für mich? Wie sollte das gehen? Wie sollte ich mein Energielevel preiswert und ohne allzu großen Aufwand heben? Ich erzähle dir von meinem Weg, damit du deinen eigenen bewusster und eigenverantwortlich wählen kannst.

Im September 2018 hatte ich das Glück, an einem Nordic-Walking-Training in Wanderup bei Flensburg teilzunehmen. Begleitet wurde es von Ernährungs- und Bewegungs-Docs. Wir wurden beim aktiven Walken in der Gruppe gefilmt. Das Ergebnis wurde am 15. Oktober 2019 um 21 Uhr im NDR Fernsehen ausgestrahlt (Folge 33). Wir hatten viel Spaß!

Unsere Hauptperson Marc hat in drei Monaten gut zehn Kilogramm abgenommen. Zwanzig Pfund – das bedeutet sozusagen vierzig Pakete Butter weniger am Körper als vor Beitritt in die Gruppe. Oder: in jeder Hand fünf Kilo weniger Gepäck, die Mensch mit sich herumträgt! Und wie nebenbei ist er durch die Bewegung noch zufriedener mit sich selbst geworden.

Glückwunsch!

Yoga oder Fahrradfahren an der frischen Luft sind ebenso super, um Körper, Geist und Seele in Einklang bringen. Finde heraus, was dich persönlich begeistert und bleibe dabei. Falls du dich für ein Fitnessstudio entscheidest, empfehle ich dir, zuerst deine Ausdauer zu trainieren, sofern du Gewicht verlieren möchtest. Nach einem solchen Training verbrennt der Körper noch etwa 8 Stunden lang weiter Kalorien. Oder du trainierst ausschließlich Kraft. Dann sind es „nur" etwa 4 Stunden, in denen der Körper weiter Fett verbrennt. Das Beste ist ein Kraft-Ausdauer Training. Wie etwa beim Body Pump von Les Mills oder ähnlichen Programmen. Das sogenannte Schlingentraining wie bei TRX, bei dem man mit dem eigenen Körpergewicht trainiert, ist auch eine prima Sache. Falls du dich an ein funktionelles Training oder Mobilisation herantraust, Respekt! Das ist schon sehr kraftvoll! Aber wie gesagt, finde das, was zu dir passt.

Falls du einfach ein wenig mehr Bewegung in dein Leben bringen möchtest, helfen dir sonst auch kleine Dinge auf den täglichen Wegen. Benutze zum Beispiel die Treppe, auch wenn du den Fahrstuhl benutzen könntest. Treppenlaufen - und andere „Umwege" - halten deine Muskeln fit! Meine Frau hat einen Schrittzähler zu Weihnachten bekommen. Sie möchte jeden Tag ihre 10.000 Schritte gehen. Am 2.2.2020 erzählt sie mir, dass sie im Januar 290.000 Schritte gegangen ist. Der Durchschnitt liegt n Deutschland pro Tag bei 600 Schritten!

Wenn auch du in Bewegung kommen willst, ist es wichtig den goldenen Mittelweg zu finden: Welche Sportart passt zu dir? Finde deinen eigenen Weg.

Raus aus der Komfortzone - in deinem eigenen Tempo.

Neben mehr Bewegung spielte auch meine Ernährungsweise eine große Rolle auf dem Weg zu mehr Vitalität im Alltag. Dazu ein Erlebnis aus meiner Studentenzeit. Ich stand morgens oft spät auf und startete zum Frühstück mit Kuchen statt mit vernünftigen Lebensmitteln. Oft hatte ich Schulterschmerzen. Heute weiß ich, dass der Körper sich seine Vitamine und Mineralien aus den Knochen holt, wenn er sie nicht anders zugeführt bekommt. In der Schulter bekam ich dies zuerst und ziemlich schnell zu spüren – das war und ist ein Aha-Erlebnis für mich. Heute weiß ich, dass der Körper so schlau ist und sich die fehlenden Nährstoffe aus den Knochen holt. Daher kamen die Knochenschmerzen.

Und dann entdeckte ich noch Yoga für mich. Dazu später mehr.

Die Organ-Uhr

Sehr wichtig, um unseren Körper noch besser zu verstehen ist die Chronobiologie. Du hast den Begriff „Organ-Uhr“ vielleicht schon einmal gehört. Sie zeigt an, wann welche Organe besonders aktiv sind. In der TCM (der Traditionellen Chinesischen Medizin) sind die regelmäßigen Abläufe in unserem Inneren schon lange bekannt.

Für die Erforschung des circadianen Rhythmus haben drei US-Forscher (Jeffrey C. Hall, Michael Rosbash und Michel W. Young) im Jahre 2017 den Nobelpreis für Medizin und Physiologie erhalten. Wenn wir zum Beispiel nachts zwischen 3 Uhr und 5 Uhr nicht richtig schlafen können, dann könnte es sein, dass wir mit unserer Lunge Schwierigkeiten haben. Die Organe arbeiten nämlich nach einem bestimmten Tag- und Nacht-Biorhythmus. Am schnellsten lässt sich die Bedeutung dieser Abläufe spüren, wenn dieser bei einer Reise durch Zeitzonen einmal aus dem Takt gerät. Dann passen die Umgebung und der innere Rhythmus nicht mehr zusammen.

Morgens von 7–9 Uhr ist der Magen aktiv. Du unterstützt ihn, indem du in dieser Zeit viel Wasser trinkst. Und sofern du Obst verträgst, darfst du gerne viel vor dem Mittagsessen zu dir nehmen.

9–11 Uhr wird die Bauchspeicheldrüse aktiv
11–13 Uhr ist das Herz am aktivsten
13–15 Uhr arbeitet der Dünndarm aktiv
15–17 Uhr ist unsere Blase am meisten aktiv
17–19 Uhr haben unsere Nieren Hochkonjunktur
19–21 Uhr ist der Kreislauf sehr aktiv
21–23 Uhr der 3-Fach-Erwärmer.
Gemeint ist hier „der" Meridian; der obere Erwärmer beeinflusst die Atmung, der mittlere die Verdauung und der untere kontrolliert die Ausscheidung (nach der Traditionellen Chinesischen Medizin).
23–1 Uhr sind die Milz und die Galle aktiv
1–3 Uhr die Leber
3–5 Uhr die Lungen reinigen sich
5–7 Uhr der Dickdarm regt sich
7–9 startet dann wieder der Magen usw.

Vor diesem Hintergrund wird auch deutlich, warum ein guter Tag- und Nachtrhythmus so wichtig ist. Es werden gerade auch im Schlaf nicht nur die Organfunktionen rhythmisiert, also wieder in den natürlichen Takt gebracht, sondern es passiert unter anderem Folgendes:

- Unser Halteapparat entspannt und regeneriert sich; die Bandscheiben werden bewässert und elastisch gemacht.
- Wachstumshormone sorgen für Knochen- und Muskelaufbau.
- Der Schlaf hilft auch der Haut, sich zu regenerieren, sich zu verjüngen. Wir blühen sozusagen auf

(Schönheitsschlaf).

- Geschädigte Zellen und Membranen werden repariert.
- Wir verbrennen im Schlaf 20 Prozent weniger Kalorien als im Wachzustand. Trotzdem können wir im Schlaf sogar abnehmen, wenn wir spätabends (4 Stunden vorm zu Bett gehen) und nachts nichts mehr essen.
- Die Immunabwehr trainiert und kämpft – vorzugsweise in der ersten Hälfte unserer Schlafphase.
- Viele Hormone sind nachtaktiv und steuern jetzt wichtige Prozesse im Körper.
- Erlebtes wird verarbeitet, Lerninhalte verankern sich im Gedächtnis. Nervensystem und Gehirn knüpfen und erweitern ihre neuronalen Netze.
- Unsere Seele verdaut ihre Themen im Traum.
  Wir tanken energetisch auf, um tagsüber körperlich, Geistig und seelisch fit und frisch zu sein.

Betrachtet man diese Liste gewöhnlicher Vorgänge, wird klar, warum Schlafstörungen auf Dauer krank machen können. In der anthroposophischen Denkweise etwa findet dies Berücksichtigung. So sollen erlebte Sachen erst einmal „über die Nacht gehen“, damit sie ordentlich verarbeitet werden können. Es macht für mich Sinn, die Dinge ganzheitlicher, umfassender zu verstehen. Ein Experiment, das ich mit einer Gruppe von Schülern durchführte, bewies genau dieses. Wir waren auf Klassenreise, doch unsere Bleibe konnten wir wegen eines Feuers nicht sofort beziehen. Anstatt uns davon aus der Bahn werfen zu lassen, unterrichtete ich eine Gruppe bereits am Abend spontan auf einem sehr kleinen Hügel das Skifahren. Die Gruppe machte am nächsten Morgen die allerschnellsten Fortschritte auf der Piste. UnserUmgang mit der Situation und der Umstand, dass das Lernen „über Nacht gehen“ konnte, machte sich über die gesamte Tour hinweg positiv bemerkbar.

Trotzdem kann es passieren, dass wir aus der Bahn geworfen werden. Das können wir aber durch Mentaltraining wieder in den Griff bekommen. Denn keiner kann verhindern, dass es mal richtig schlecht läuft - privat oder im Job. Du kannst Probleme nicht per Knopfdruck lösen, aber du kannst lernen, damit anders umzugehen. Es geht um das Erlernen von neuen, guten Gewohnheiten, die greifen, wenn die Krise kommt, um die alten Gewohnheiten wie Selbstmitleid, Rückzug oder auch Aggression abzulösen. Du kannst deine Wahrnehmung jeder Zeit verändern. Lebenskrisen sind auch immer Wahrnehmungskrisen.

Wenn es anders kommt als du denkst, dann denke anders. Wir sind das Ergebnis unserer Gedanken und Gefühle. Unser Tag- und Nacht-Rhythmus spielt da mit rein. Wir brauchen ein bestimmtes Wissen über körperliche und mentale Zusammenhänge, um uns neu ausrichten zu können. Was den Menschen heute am meisten fehlt, ist die Selbstfürsorge. Die reibungslose Funktion unseres Immunsystems hängt auch mit einem bewussten Leben zusammen. Was bedeutet es aber, bewusst zu leben? Es bedeutet, im gegenwärtigen Moment aufmerksam zu sein.

Merke:

Bewusst zu leben bedeutet,
im gegenwärtigen Moment aufmerksam zu sein.

Wenn wir mit unseren Gedanken nur in der Vergangenheit verharren oder ständig über mögliche Ereignisse in der Zukunft nachdenken, ziehen die schönen Dinge und Chancen, die sich uns im Jetzt zeigen, unbemerkt an uns vorbei. Dies gilt für alle Bereiche des Lebens, doch besonders wichtig ist Bewusstsein im Zusammenhang mit unserer Vitalität. Wir können nicht im Gestern oder im Morgen leben. Hier und jetzt ist der wichtigste Augenblick.

Wenn du dein Leben bewusster und damit vitaler gestalten möchtest, achte erst einmal darauf, wie es um deine Einstellung zum Leben bestellt ist. Welche Gedanken hast du? Nimmst du positive Aspekte in deinem Alltag wahr? Die richtige mentale Einstellung, das sogenannte „Mindset", hat einen enormen Einfluss auf viele Aspekte deines Lebens. Mit einer positiven Neuausrichtung deiner Gedanken kannst du dein Leben verbessern – nicht nur in der Gegenwart. Die Schwerpunkte, die du setzt, tragen Früchte, die einen sofort, die anderen später …

Manche Menschen kommen in ihrem Leben irgendwann einmal in eine hoffnungslose Lage, in der sie sich traurig fühlen, niedergeschlagen, frustriert oder gehemmt in ihren Handlungen. Manche trifft auch ein bestimmtes Geschehen so hart, dass ihr inneres Gleichgewicht über einen längeren Zeitraum hin gestört ist. Was kannst du in einer solchen Situation tun? Deine Resilienz stärken! Der Begriff „Resilienz" steht für die Fähigkeit, schwierige Situationen nicht nur gut zu überstehen, sondern durch deren Bewältigung auch noch die eigene Persönlichkeit zu stärken. In der Werkstofflehre etwa versteht man unter Resilienz das Phänomen, dass ein Schaumstoff immer wieder in seinen ursprünglichen Zustand zurückkehrt.

Nerven und Psyche natürlich stärken

Wenn du in einer Situation bist, die dich herausfordert, kannst du versuchen, deinen Vagusnerv zu aktivieren. Dieser Nerv wird unter Heilpraktikern auch „Selbstheilungsnerv" genannt und reicht vom Kopf bis zum Bauch. Er bringt Psyche und Körper ins Gleichgewicht. Wie du ihn stimulieren kannst? Für mich hat es sich als hilfreich erwiesen, einfach in mich zu gehen, zu meditieren, positive Gefühle und Kontakte zuzulassen – aber auch eine kalte

Dusche, summen oder singen kann ihn aktivieren. Mit einer kalten Dusche am Morgen kannst du deinen „Nervus Vagus“ regelmäßig stimulieren. Der Effekt ist ähnlich dem, wenn du dein Gesicht in kaltes Wasser tauchst. Der Tauchreflex, den alle Säugetiere haben, wird aktiviert und somit auch der Vagus. Das Nervensystem wird insgesamt dadurch beruhigt. Nicht umsonst ist die Hydrotherapie, also das Heilen mit Wasser, eine der ältesten Behandlungsformen für Widerstandskraft der Menschheit.

Meine Empfehlung für einen vitalen Start in den Tag:

Morgens kalt duschen. Fange in der warmen Jahreszeit damit an. (Fühle, was für dich stimmig ist.)

Lebensstil

Dein Lebensstil trägt viel dazu bei, wie es dir geht. Je mehr Energie du in deine tägliche Bewegung, zum Beispiel in deine Laufschuhe steckst, desto mehr Energie bekommst du für deinen Alltag. Auch wenn du davon (bitte nicht übertreiben) etwas Muskelkater bekommst! Heute tut es noch etwas weh und morgen hast du es bereits besser und besser ... Dabei ist es egal, wie langsam du läufst, du wirst permanent schneller als einer, der „nur“ auf dem Sofa liegt. Dein Körper will sich gerne bewegen, aber du musst dein Gehirn, oder den inneren Schweinehund, davon überzeugen, dass es gut für dich ist. Strecke und dehne dich so häufig wie möglich.

Widme dich einmal folgenden Fragen: Möchtest du ein Stück Kuchen, das dich für zwei Minuten zufrieden stellt? Oder bevorzugst du ein Bewegungstraining, das dich für den Rest des Tages erfüllt? Bewege dich und gönne dir etwas Schönes. Hauptsache, du bist und bleibst in Bewegung! Hier fällt mir als Sportlehrer die Aussage von Turnvater Jahn ein: „Turne bis zur Urne“. Denn im Sport wie im

Alltag ist es wichtig, eine gute Durchblutung zu haben und sich auch vernünftig wieder zu regenerieren. Durch die für dich individuell passende Bewegung gewinnst du leistungsstarke Zellen und du erholst dich bei Verletzungen schneller. Das ist Vitalität!

Epigenetik

Unser Erbgut ist nicht annähernd so festgelegt, wie lange geglaubt wurde. Heute wissen wir unter anderem, wie gering die Zahl unserer Gene insgesamt ist und dass sie sich nur in weniger als zwei Prozent von denen der Schimpansen unterscheiden. Es muss da also etwas anderes, mindestens ebenso Wichtiges geben, das uns bestimmt.

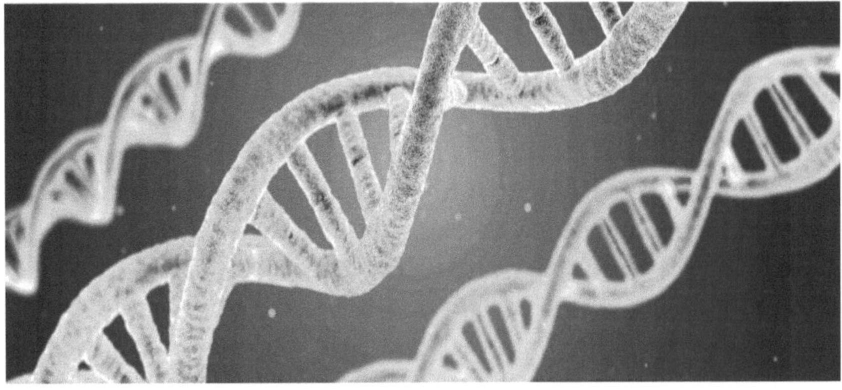

Auf wissenschaftlicher Ebene wird das im Rahmen der Epigenetik erforscht. Die Epigenetik ist die Lehre von der Wirkung der Lebensumstände auf unser Erbgut. Es hat sich herausgestellt, dass unserer Lebensbedingungen entscheiden, wie sich ein Gen auswirkt und ob überhaupt oder ob es gar zeitlebens still und bedeutungslos bleibt. Die Epigenetik ist eine revolutionäre Wissenschaft! Im Jahr 2018 hat Tasuku Honjahat für seine Forschungen den Nobelpreis für Medizin erhalten. Der Volksmund weiß zu berichten: „Du bist, was du isst"!

Die Erkenntnisse der Epigenetik beweisen, dass äußere Einflüsse wie Ernährung, Umweltgifte, Stress, Gedanken und vieles mehr, auf unsere Gene Auswirkungen haben. Sie können dadurch in ihrer Funktion verändert werden. Diese Veränderungen sind auch vererbbar. Viele Menschen wissen, dass äußere Faktoren, wie zum Beispiel Stress, zu wenig Bewegung oder ungesunde Nahrung, auf Dauer krank machen können. Wenn unser Krebsschutz (Gen p16) nicht mehr aktiv ist, hat Krebs leider ein leichtes Spiel. Rauchen etwa deaktiviert dieses Gen. Es befindet sich am Chromosom 9 an Genlokus p21.3 und besteht aus 8 Exons (Prof. Dr. Kelly A. Turner).

Ja, unsere Ernährungsgewohnheiten können dazu beitragen, dass Gene ein- und ausgeschaltet werden. Auch Bewegung – körperliche wie auch geistige – spielt hierbei wahrscheinlich eine wesentliche Rolle. Wir sind sowohl im Hinblick auf die Gene als auch die Entwicklungsfähigkeit unseres Gehirns (Multiplastizität) so ausgestattet, dass wir die Freiheit haben, uns neue Bedingungen zu schaffen. Alte Verhaltensmuster und Rollen können wir jederzeit bewusst ablegen und neue wählen. Indem wir zum Beispiel durch Bewusstsein unsere Ernährungsmuster verändern, können wir auf der Ebene des Körpers krankmachende Faktoren abschalten und andere - die für Gesundheit und Langlebigkeit verantwortlich sind - aktivieren.

Das, was wir essen, können wir jeden Tag neu bestimmen. Dein Lebensstil trägt bedeutend dazu bei, wie du dich und deine Familie und Freunde entwickelst! Indem du dich auf deine eigene Vitalität konzentrierst, wirst du auch andere Menschen inspirieren. Die folgenden 10 Regeln habe ich für mich im laufe meines Lebens für mich zusammengetragen. Vielleicht helfen sie auch dir, lange ge(h)sund und munter zu leben.

Merke:

Glück ist ganz einfach:
Ändere deinen Blickwinkel und damit deinen Lebensstil.

Meine 10 Naturgesetze zum Glück

- Glück ist der Ausgang eines Ereignisses (Duden).
- Wir selbst erschaffen durch unsere Gedanken unsere eigenen Glücksmomente.
- Glück und Glücksmomente bestehen aus Energien.
- Wir selbst können aktiv das Glück beeinflussen und so der Ursprung sein. Wir können das ähnlich wie ein Muskel trainieren.
- Glück ist kein Zufall, weil du immer mit daran beteiligt bist. Du bist deines „Glückes Schmied“.
- Wir selbst entscheiden, ob wir glücklich sind oder nicht.
- Jeder Mensch entscheidet selbst, wie ausgeprägt und wie lange ein Glücksmoment sein soll und anhält.
- Es gibt immer wieder Glücksmomente.
- Dauerhaftes Glück besteht demnach aus vielen Glücksmomenten.
- Glück ist das Einzige auf der Welt, was sich vermehrt, wenn man es teilt! (Lebensweisheit)

Positiver oder negativer Stress

Was ist eigentlich Stress? Das Auftreten von Stress wird seit Beginn der Stressforschung in zwei Hauptgruppen unterschieden: Eustress oder positiver Stress sowie Distress oder negativer Stress. Dazu ein kurzes Märchen, welches mir zum ersten Mal als Schüler begegnete. Einer meiner Lehrer hat es erzählt. In der Psychologie wird die

Geschichte gerne als Metapher verwendet, um positiven und negativen Stress zu erklären. Sie handelt von einem König, der zwei Kinder hat und veranschaulicht, wie wichtig positiver Stress ist.

Ein König hatte zwei Kinder. Beide hatten eine sehr gute Kinderfrau. Die eine gab dem Kind gutes Essen, Trinken, wechselte die Windeln. Doch das Kind wurde geschont, nie wurde mit dem Kind gesprochen oder gespielt; es hatte keine persönliche Ansprache. Dieses Kind verkümmerte und verstarb sehr früh. Das andere Kind wurde dem normalen, lebensbejahenden Stress ausgesetzt – und es lebte lange und gesund ...

Ich möchte dir eine weitere Hilfe zur Verfügung stellen, um dich positiver auszurichten. Eine neue Konditionierung funktioniert am besten über den RAS-Filter. RAS bedeutet Retikuläres Aktivierungs-System (retikulär = netzartig verzweigt). Er hilft dir dabei, die richtigen Themen in deinem Leben anzugehen und dich nicht zu überfordern.

Fast alle Informationen von außen werden zuerst durch das RAS, also den Wahrnehmungsfilter im Nervensystem, geprüft und erst dann gefiltert an das Gehirn weitergeleitet. Stelle ihn dir vor wie einen Türsteher vor einem Lokal: er lässt nicht alle Personen durch. Der Wahrnehmungsfilter gibt nur die Informationen weiter, die für uns in der jeweiligen Situation wichtig sind und auf die wir ausgerichtet sind.

Stelle dir als Bild dafür gerne einmal zwei Sendemasten vor deinem inneren Auge vor; einer steht in Kopenhagen, der andere in Rom. In einer Lebenssituation erhältst du all deine Informationen aus Kopenhagen. Um aber ein anderes Ziel zu erreichen, bekommst du nun aber alle Informationen aus Rom. Durch beständiges Üben kannst du deinen Sendemast ausrichten, wohin du willst.

Im Übrigen ist es interessant zu wissen, dass wir täglich mit ca. 60.000 Gedanken konfrontiert werden, von denen unser Gehirn allerdings nicht alle verarbeiten kann. Damit wir nicht unter Reizüberflutung leiden, landen die meisten davon im Unterbewusstsein. Zu 80–90 Prozent werden wir im Alltag von unserem Unterbewusstsein gesteuert. Es tut also gut, nur förderliche Gedanken dorthin gelangen zu lassen. Das RAS ist dein Werkzeug, um dich zu schützen! Meine Empfehlung für mehr Fokus:

> Mache regelmäßige Pausen oder „Powernaps" oder meditiere 10–15 Minuten am Tag.

Als ich in Flensburg arbeitslos wurde, bekam ich einen Job in Sonderburg angeboten, also in Dänemark. Zwar sah ich mich selbst mehr als Lehrer für Handwerker und Mechaniker, doch wurde mir eine Gruppe anvertraut, die im Bereich Gesundheit und Soziales ausgebildet werden sollte. Erst fand ich das nicht so gut. Im weiteren Verlauf sollte es für die Schüler und für mich ein sehr schöner, positiver Erfolg werden, da ich meine Gedanken und Gefühle dazu verändert habe. Das Thema „Gesundes Ess- und Trinkverhalten" war nicht nur für mich, sondern auch für die Jugendlichen total wichtig. Wir bemerkten, wie sich damit vieles schnell zum Besseren wendete.

Durch Intervallfasten konnten wir das Energieniveau heben und die Lernbereitschaft fördern. Das brachte Erfolg und Anerkennung, aber vor allem auch mehr Freude am Leben. Heute bin ich mehr und mehr im Bereich der Biochemie- und Ernährungslehre tätig. Durch meine Erfahrungen wurde mir bewusst, dass wir kreative Entwicklungs- und Entfaltungsräume brauchen - Erwachsene wie Jugendliche. Mehr Anthroposophie oder andere positive, ganzheitliche Denkansätze täten uns allen gut und wären sehr wichtig für unsere Gegenwart und Zukunft. Wir brauchen sie im Alltag: die Querdenker und kreativen Köpfe, um neue Bezüge herzustellen.

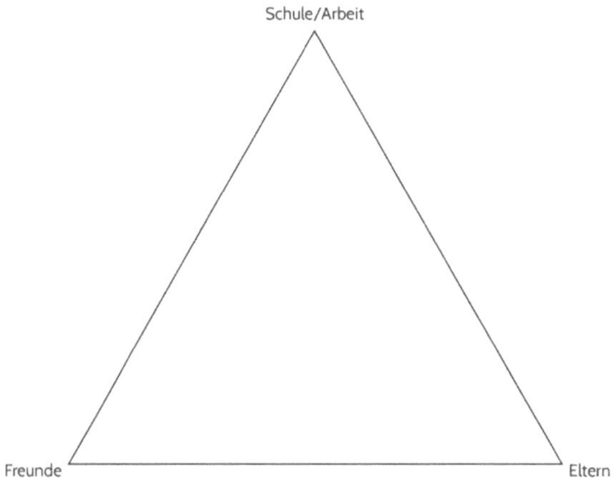

Welche Bereiche deines Lebens möchtest du beleben? Schule, Arbeit, Freunde und Eltern sind nur beispielhafte Dimensionen, die hier **in der Abbildung** dargestellt sind. Wenn ein Aspekt im Dreieck nicht gut funktioniert, dann bekommen wir das wieder hin. Wenn plötzlich zwei Aspekte aus dem Lot kommen, wird es schwerer, das wieder hinzubiegen, es ist aber möglich! Ge(h)sund und munter wollen wir alle sein, aber was sind wir bereit, dafür zu tun?

Mein Tipp:

Sei achtsam, dankbar und aktiv. Wenn das Leben anders kommt, als du denkst, denke anders! Durch Mental Training und Motivation kannst du viele Bereiche deines Lebens optimieren. Das ist nicht nur effizient, sondern macht dich auch glücklicher.

Allergien und andere Unverträglichkeiten -

Allergien, beispielsweise Reaktionen der Haut durch Lebensmittel, werden seit Jahren immer mehr. Warum ist das so? Wir leiden oft an einer Unterversorgung an wichtigen Vitalstoffen. Dazu später mehr.

Allergien bedeuten oft einen großen Verlust an Lebensqualität. Was kannst du tun, um deine Vitalität schnell zu erhöhen? Indem du beispielsweise die Beziehung zu dir selbst verbesserst. So steht dir schnell wieder mehr Kraft zur Verfügung. Ich persönlich genehmige mir gute Pausen, nehme mir mehr Zeit für mich und das, was mich glücklich macht. Ich meditiere und esse noch bewusster, wenn mich etwas oder ein Infekt beschäftigt. Ich mache mir eine heiße Zitrone oder tausche mich mit Freunden über ein Dilemma aus. Durch die Reflektion relativieren sich viele Dinge von ganz allein.

Bewegung

Um deine Vitalität zu erhöhen, ist es wichtig, dass du negativen Stress abbaust. Das geht z.B. durch Bewegung. Es muss kein teurer Sport sein. Auch und gerade durch einfaches Spazierengehen kannst du schon viel für deine Vitalität tun!

Die Vorteile:

- Spazierengehen erhöht die Produktion der Glückshormone (Endorphine). Schon nach zehn Minuten lösen sich Stress, Aggressionen, Müdigkeit und das Durcheinander deiner Gedanken.
- Spazierengehen beugt Krankheiten vor – das Risiko einer Erkältung wird verringert.
- Es stärkt Arme und Schultern und arbeitet die Gelenke und Muskeln durch.
- Es fördert den Knochenaufbau und verringert dadurch das Risiko für Osteoporose.
- Es stärkt die Beinmuskulatur, einschließlich der Beugemuskeln von Oberschenkel und Hüfte.
- Es erhöht die Fettverbrennung.
- Es senkt den Blutdruck.

- Es aktiviert die Bauchmuskulatur und strafft den Körper.
- Es fördert das Gleichgewicht.

Muskeln und Myokine

Wissenschaftler der Universität Copenhagen entdeckten 2007 die sogenannten Myokine. Myokine sind hormonähnliche Botenstoffe, die bei Bewegung und Kontraktion aus unserer Muskulatur ausgeschüttet werden. Es ist noch nicht abschließend geklärt, welche Vielzahl an positiven Eigenschaften sie auf unsere Gesundheit haben, doch Fakt ist: Je intensiver die Muskelbelastung (Bewegung vs. Krafttraining), desto mehr Mykine werden ausgeschüttet. Folgende positive Vorteile scheinen nach aktueller Studienlage als sicher:

- Sie bauen Insulinresistenz ab
- Sie wirken blutdrucksenkend
- Sie wirken entzündungshemmend
- Sie wirken gefäßerweiternd
- Sie wirken stimmungsstabilisierend
- Sie wirken wie ein Antidepressivum
- Sie stärken das Immunsystem

Deshalb sage ich: **Jedes Muskeltraining ist wie eine Impfung für deinen Körper.**

Solltest du Probleme mit deinen Füßen haben, dann schaue mal unter *www.fussretter.de.* Dort gibt es gute Tipps.

Platz für deine Gedanken und Gefühle

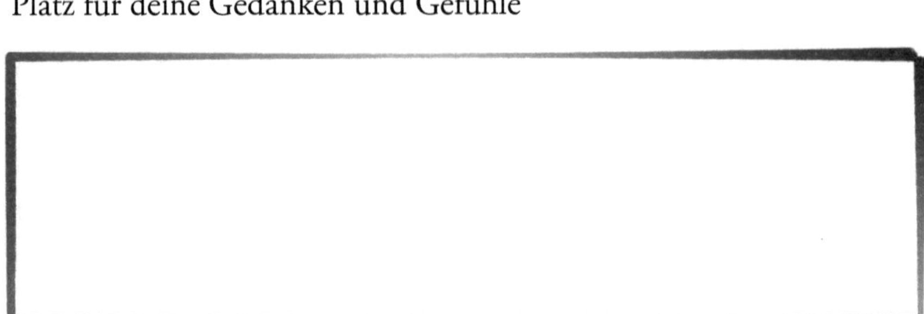

Sympathische Reaktionen, Stress und Ruhe

Mit dem Wissen, das wir uns bisher über unsere Wandelbarkeit angeeignet haben, wenden wir uns nun noch einmal genauer unserem vegetativen Nervensystem (VNS) zu. Das VNS ist gewissermaßen unser inneres Energiezentrum. Hier werden Aktivität und Ruhe, Anspannung und Entspannung verschaltet. Zum VNS gehören zwei wesentliche Areale: einer wird Sympathikus (zuständig für u.a. Kampf, Flucht und Anspannung), der andere Parasympathikus (zuständig u.a. für Ruhe und Entspannung) genannt.

Wir alle möchten aktiv sein, aber auch wieder zur Ruhe kommen. Die Steuerung des VNS als innere Energiezentrale liegt zwischen dem Ende der Wirbelsäule und dem Großhirn. Diese beiden Areale können unterschiedlich benannt werden: S. steht für das „Stresszentrum“ oder den Sympathikus und P. S. für das „Peace Zentrum“, den Parasympathikus. Wenn wir geboren werden, sind diese beiden Areale etwa gleich groß und somit im Gleichgewicht. Nach dem neuroplastischen Prinzip beanspruchen Hirnareale, die stärker ausgebildet werden, mehr Platz. Da wir mehr Stress als Ruhe haben, wird der Faktor „Stress“ bei den meisten Menschen mehr - inneren - Raum einnehmen.

Ärger und Freude

In einem Versuch an der Harvard Universität wurden im Jahre 2019 Studenten gebeten, sich an die letzte Situation zu erinnern, in der sie sich geärgert haben. Sie lagen während dieser Frage in einem Computertomographen, kurz CT, um dem Gefühl auf die Schliche zu kommen. Den meisten fiel das leicht und sie konnten sich gut in die Situation und die Emotion hineinfühlen. Nach etwa zwanzig Minuten brachen die Wissenschaftler den Versuch ab und führten die Studenten aus dem Ärger heraus. Am nächsten Tag wurde der Test fortgesetzt, dieses Mal aber mit der Aufforderung, sich an eine Situation zu erinnern, in der sie sich gefreut haben. Hier gelang den Studenten nicht, die Freude länger als ein bis zwei Minuten intensiv zu halten.

Wahrscheinlich ist in den meisten Menschen aktuell die Fähigkeit, sich intensiv unter Druck zu setzen und aus sich selbst Stress zu erzeugen und sich ausgiebig zu ärgern, stärker ausgeprägt als aus sich selbst heraus Freude zu erzeugen, in dem freudigen Gefühl zu verweilen und sich zu entspannen. Das, was wir wiederholen, festigt sich! Also Vorsicht, was du festigen willst!

Was ist für deine Ge(h)sundheit und für dein freudiges und glückliches Leben nun also wirklich wichtig?

1. ________________________________

2. ________________________________

3. ________________________________

Wer die Antworten auf diese Fragen weiß, der ist im Besitz eines mächtigen Schlüssels, um sein Leben bewusst zu leben und zu verändern. Der Ausdruck: „das liegt bei mir in den Genen“ kann dann nicht mehr als „Ausrede“ herhalten. Iss und verhalte dich so, als wenn dein Leben davon abhängen würde. Denn das tut es!

Hier sind meine **7 Ideen für eine bessere Wertschätzung**:

1 - Denke weniger und fühle mehr
2 - Zweifle weniger und lächle noch mehr
3 - Rede weniger und höre mehr zu
4 - Urteile weniger und akzeptiere mehr
5 - Beobachte weniger und mache mehr
6 - Klage weniger und wertschätze mehr
7 - Fürchte weniger und liebe noch mehr

Noch heute glauben viele, dass der „Schlüssel des Lebens“ weitgehend unveränderbar in den Erbanlagen unserer Gene liegt. Unsere Gene sollen nicht nur für unser Aussehen und unsere Intelligenz verantwortlich sein, sondern auch für unsere Gesundheit und sogar für unsere Gemütszustände! Doch in Wahrheit sind wir - wie oben erläutert - unseren Genen nicht hilflos ausgeliefert ... Unsere Erbanlagen sind in einem ständigen Wandel. Nicht nur die Gene prägen den Menschen, sondern der Mensch prägt auch seine Gene! Schauen wir hier nun noch etwas genauer hin.

Die DNA speichert den zentralen Bauplan des Lebens. Der DNA-Strang ist aus vier verschiedenen Basen aufgebaut: Adenin, Cytosin, Guanin und Thymin; die sich wie ein Protein zusammensetzen. Das bildet dann den Bauplan für eine Zelle. Der Mensch besitzt ca. 22.000 Gene. Pro Gen haben wir aber etwa 30.000 Schalter, die wir verschiedenherum legen können und dadurch sehr viele Kombinationsmöglichkeiten haben.

Ein kurzer Ausflug in die Quantenphysik. Es sei mir verziehen, aber ich bin ein großer Fan von Niels Bohr (dänischer Physiker) und Albert Einstein. Bohr und Einstein haben bereits früh die kleinsten Teile der Materie erkannt. Wir können die kleinsten Teile der Materie, die Quanten, durch unser Bewusstsein beeinflussen. Unsere Gedanken haben ganz reale Auswirkungen auf unseren Körper! Im Gehirn werden zu bestimmten Gedanken Botenstoffe produziert und wir fühlen uns dann dementsprechend. Es muss nicht mit unserer „tatsächlichen“ Außenwelt zu tun haben! Auf der einen Seite stehen Begeisterung, Leidenschaft, Freude, Harmonie, Liebe, Gesundheit ... all das, was für uns ein gutes Leben ausmacht. Auf der anderen Seite stehen die Spielverderber: Stress, Streit, Sorgen, Schmerzen, Ängste, Krankheit … Wer oder was entscheidet darüber, auf welcher Seite des Lebens wir gerade stehen? Die Gene? Der Zufall? Das Schicksal? Die Wahrheit ist viel einfacher, sie liegt in uns selbst!

Menschen wie der Dalai Lama erinnern uns daran, dass wir uns Zeit für die wichtigen Dinge im Leben nehmen dürfen. Das Glück ist nicht von materiellen Umständen abhängig, es wurzelt in unserem Geist. Immer mehr Wissenschaftszweige erkennen heute an, dass nahezu alles – von Stoffwechsel, Kreislauf oder Verdauung bis zu Kreativität, Leistungskraft und sogar Glück und Gesundheit – auch von unserem Denken und Fühlen gesteuert werden - auf unser Bewusstsein kommt es an! Es ist beispielweise erwiesen, dass Freude, bewusste Wahrnehmung und Natürlichkeit die Gene stimulieren, sodass sie gesunde Zellen produzieren können.

Dein Bewusstsein formt die Wirklichkeit. Das bedeutet, dass wir selbst entscheidend zu unserer Regeneration und Heilung beitragen und unser Leben grundlegend in Richtung Ge(h)sundheit verändern können. Eine geniale, menschliche Fähigkeit! Wie aber können wir unsere Gefühle und Gedanken verändern, damit sie hell, leicht und heilsam sind? Die sogenannte „Quanten-Intelligenz“ etwa nutzt die wissenschaftlichen Erkenntnisse bereits, um unsere Filter im Kopf (Erwartungen, Überzeugungen) zu erneuern. Unsere Gedanken und Gefühle dürfen sich nachhaltig verändern.

Rauchen

Zigaretten waren oder sind leider immer noch gesellschaftsfähig. In vielen alten Kulturen gab es die Zeremonie der Friedenspfeife. Dies ist wohl der beste Anlass, um etwas zu rauchen. Andere Anlässe, wie vielleicht Langeweile oder nur, um „cool“ zu sein, wie der Cowboy in der früheren Zigaretten-Werbung, erscheint zwar lukrativ, ist dies aber leider nur für die Hersteller und Verkäufer von Tabakwaren; von der negativen Auswirkung auf Gesundheit und Kondition einmal ganz zu schweigen.

Ich selbst habe mit dem Rauchen leider angefangen, als ich gerade einmal zwölf Jahre jung war. Ich hatte einen großen Bruder und meine Eltern rauchten beide. Ich fühlte mich damit irgendwie erwachsen, aber mir wurde auch oft schlecht. Zum Glück haben wir damals nur gepafft, also noch nicht auf Lunge geraucht. Damals hat eine Schachtel Zigaretten mit elf Stück eine Deutsche Mark gekostet. Dafür mussten wir lange Flaschen sammeln oder Schuhe putzen, um uns das leisten zu können. In den Tabakfabriken um 1900 haben ja Kinder viele leichte Arbeiten verrichtet. Als Belohnung bekamen sie Zigarren und Zigaretten. die diese Kinder dann rauchten. Man wusste damals noch nicht, wie schädlich Nikotin ist.

In sämtlichen Filmen sah man die Stars mit einer Zigarette im Mund, auch Frauen. Das war cool und man wollte seinen Idolen nacheifern. Leider. Und wenn es dich erst richtig erwischt hat, ist es ein ganz schwieriges Unterfangen, davon wieder loszukommen. Ich habe es oft versucht. Es gelang mir nach meinem dreiunddreißigsten Geburtstag mit einem Neujahrswunsch. Andere Freunde fingen an, das Geld, was sie für Zigaretten ausgegeben hätten, in einem Sparschwein zu sammeln. Das tun sie teilweise heute noch und fahren von dem gesparten Geld dann in den Urlaub. Auch eine Motivation!

Viele Menschen wissen zwar, dass Tabakrauch Teer, Nikotin und andere Stoffe enthält. Nur wenige sind sich aber wirklich dessen bewusst, was sie ihrem Körper antun. Grund genug, mit diesem Buch ein wenig Licht ins Dunkel zu bringen. Heute wissen wir, dass eine große Zahl an giftigen und stark krebserzeugenden Stoffen mit der Zigarette verkauft und beim Rauchen inhaliert werden. Unter anderem findet man in einer Zigarette:

- Nikotin, das eine abhängig machende Substanz ist.
- Naphthalin, welches auch als Wirkstoff in Mottenkugeln enthalten ist.
- Teer, der die schützendem Flimmerhärchen in den Atemwegen und in der Lunge verklebt.
- Quecksilber, das verwendet wird, um die Tabakblätter zu reinigen, ist ein Zellgift.
- Arsen, ein weiteres Gift, das mit bis zu 42 Mikrogramm enthalten ist und die krebserregenden Eigenschaften der Zigarette erhöht.
- Radon, ein radioaktives Gas.
- Cadmium, das auch Bestandteil von Autobatterien ist.
- Giftiges Methan, das auch als Raketentreibstoff Verwendung findet.
- Polonium, radioaktiver Abfall.
- Blausäure, nach Bittermandeln riechende, sehr giftige Substanz.
- Butan, welches auch in Feuerzeugen verbrannt wird.

- DDT, ein Insektenschutzmittel.
- Aceton, das zum Nagellackentfernen verwendet wird.
- Ammoniak, ein Reinigungsmittel.

Das man diese Stoffe in einem „Genussmittel“ findet, ist ja wohl kriminell. Bei meiner Frau war die Nikotin-Sucht so groß, dass sie nach 10 Jahren ohne Zigaretten– schwupp die wupp – wieder bei 16-17 Zigaretten am Tag gelandet ist. Das Aufhören wurde dann noch schwieriger und selbst unsere Kinder konnten sie nicht vom Rauchen abhalten. Heute raucht meine Frau aber zum Glück gar nicht mehr. Körperlich merkte sie Einschränkungen und hat dann von sich aus entschieden, wirklich damit aufzuhören.

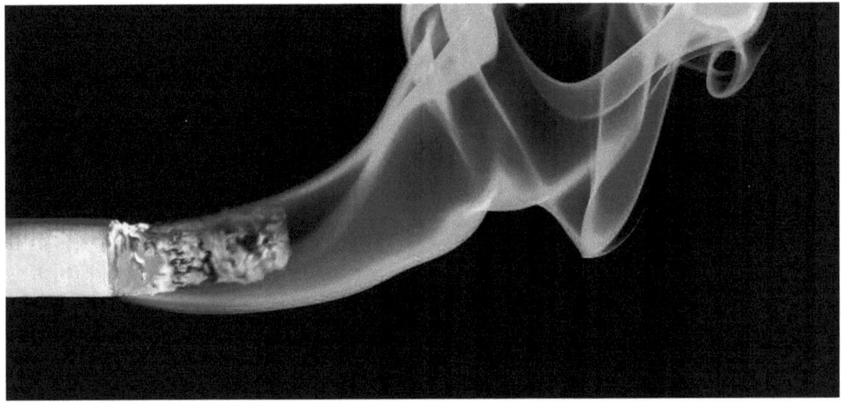

Unsere beiden Kinder haben von mir den Anreiz bekommen, wenn sie bis zum 18. Lebensjahr nicht rauchen, würde ich ihnen den Führerschein fürs Auto bezahlen. Das hat auch funktioniert, bis heute, sie sind jetzt zweiundzwanzig und fünfundzwanzig Jahre alt. Natürlich haben sie inzwischen mal Zigaretten oder eine Wasserpfeife probiert. Sie haben das Rauchen jedoch nie zur Regelmäßigkeit werden lassen.

Als ich noch in Apenrade in Dänemark gearbeitet habe, hatte ich Kontakt zu einem der ersten „Streetworker". Ich fragte ihn, wie ich es wohl verhindern könnte, dass meine Kinder, die ich zu dem Zeitpunkt noch nicht hatte, Kontakt zu Drogen bekämen.
Er antwortete, dass wir mindestens ein oder zwei gemeinsame Mahlzeiten am Tage einnehmen sollten. Seiner Erfahrung nach sei die Einstiegsdroge immer die Zigarette gewesen. Er persönlich kenne keinen Drogenabhängigen, der Nichtraucher sei.

Heute versuche ich, so viele Menschen wie möglich vom Rauchen abzuhalten, weil mir diese Menschen viel wert sind und ich mit ihnen noch viele gemeinsame schöne Jahre haben möchte. Dass ein gesunder Lebensstil die Lebenserwartung verlängern kann, haben Wissenschaftler vom Deutschen Krebsforschungszentrum (DKFZ) im Rahmen einer gesamteuropäischen Bevölkerungsstudie (EPIC) ermittelt. Bei Männern wirkte sich das Rauchen am stärksten aus: Legt der Mann den Glimmstängel beiseite, steigt seine statistische Lebenserwartung um durchschnittlich 9,4 Jahre (Frauen 7,3 Jahre). Ohne starken Alkoholkonsum sind zusätzliche 31 Jahre und mit Normalgewicht noch einmal 3,5 Jahre drin. Und der weitgehende Verzicht auf rotes Fleisch schlägt – statistisch gesehen – mit einem Plus von 1,4 Jahren zu Buche.

Gründe genug also für alle, in die eigene Gesundheit zu investieren. Achte auf eine rauchfreie und gesunde Umwelt! Wer sich dazu ausreichend bewegt und mit Freunden Freude teilt macht einen großen Schritt in Richtung ge(h)sundes und munteres Leben.

Morgenritual für die Vita Activa

Wir müssen im Leben ständig Entscheidungen treffen. Denn wir treiben nicht hilflos auf dem Meer des Lebens umher. Unser Leben wird nicht vom Schicksal bestimmt, sondern wir halten selbst die

Zügel in der Hand. Die richtige Entscheidung für ein vitales Leben ist wichtig. Um die Kraft für die richtigen Entscheidungen zu haben, ist es zum Beispiel wichtig, wie du deinen Tag beginnst. Hast du ein Morgen-Ritual? Wenn nicht, fange langsam damit an: Wassertrinken nach dem Aufstehen, duschen, leichte Morgengymnastik, Tee und/oder Kaffee … Und wenn du deinen ersten Hunger spürst, nimm Obst, Smoothies und Vitalstoffe zu dir, sofern du sie gut verträgst. Dein Körper wird es dir mitteilen. Mein Morgen Ritual: Langsam und bewusst aus dem Bett aufstehen. Dehnen und strecken. Duschen und danach Yoga: der Sonnengruß und etwas Rollen mit der Faszien-Rolle.

Weitere Tipps für mehr Vitalität:

Gehe draußen spazieren, benutze dein Fahrrad und gehe viele Treppen. Durch Sonne und guten Schlaf wird die Effektivität und Anzahl der Mitochondrien erhöht. Das schützt vor Entzündungen. Nimm Vitamin D, Kalzium und Vitamin K zu dir. Magnesium ist der Animateur in deinem Körper. Er bringt die Enzyme in Schwung. Diese Bestandteile findest du in Blattgemüse, Hafer und Nüssen. Gewürze und Kräuter helfen dir, noch gesünder zu Leben. Curcuma zum Beispiel stärkt die Leber, ist entzündungs- und krebshemmend. Omega-3-Fettsäuren sind entzündungshemmend. Die sind in Avocados, Nüssen, Oliven und Fisch enthalten. Wenn du diese Tipps noch nicht in deinen Tagesablauf eingebaut hast, könnte es sein, dass du einen Vitalstoffmangel hast. Dazu im nächsten Kapitel mehr.

Ernährung und Lebensmittel

Jede einzelne Körperfunktion ist auf den richtigen Treibstoff – also die richtige Nahrung – angewiesen. Unsere Ernährung ist somit eines der kraftvollsten Werkzeuge für unserer Gesundheit, Lebensfreude und Schönheit. Noch dazu ist die Ernährung ein Mittel, das wir täglich nutzen und selbst beeinflussen können.

Gute Laune mit Nahrungsmitteln

Gerade in der dunklen Jahreszeit lechzt unser Körper nach Süßem. Warum ist das so? Zuckerhaltige Speisen fördern die Produktion des „Glückshormons“ Serotonin, dass unser Gehirn bei fehlendem Tageslicht nur in geringen Mengen bilden kann. Mit der Nahrung aufgenommenes Serotonin kann nicht direkt ins Gehirn gelangen und dementsprechend auch keine Wirkung entfalten.

Was können wir tun? Kohlenhydrate in Lebensmitteln sorgen über den Insulin-Ausstoß in der Bauchspeicheldrüse dafür, dass die Aminosäure Tryptophan leichter vom Gehirn aufgenommen wird und sich daraus Serotonin bilden kann. Es gibt viele Stoffe, die auf unsere Stimmung Einfluss nehmen: Schokolade zum Beispiel enthält geringe Mengen des Marihuana-ähnlichen Wirkstoffs Anandamid. Zwar ist die Konzentration für einen Rausch viel zu gering, dennoch kann es merklich unser Wohlbefinden steigern. Auch andere Lebensmittel beeinflussen unsere Stimmung.

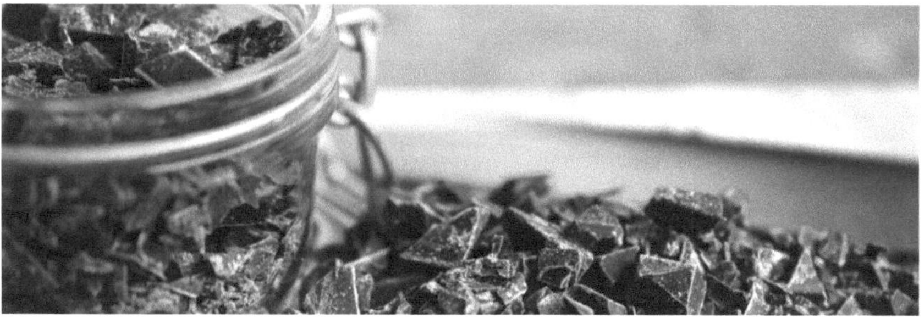

Bei einer Forschungsstudie stieg die Laune bei Menschen über 30 Jahren besonders, wenn sie einen großen Verzehr von Antioxidantien hatten, etwa durch Beeren, Zitrusfrüchte oder Äpfel. Negativ wirken sich dagegen Lebensmittel und Ernährungsgewohnheiten aus, die das sympathische Nervensystem unangemessen aktivieren. Zu viel starker Kaffee, viele Kohlenhydrate und das Auslassen des Frühstücks wären hier zu nennen. Auf jeden Fall solltest du vor oder zum Frühstück viel trinken, um die Flüssigkeitsverluste der Nacht zu kompensieren. Fange mit einem großen Glas nicht zu kaltem Wasser an. Trinke Kräutertee. Dann erst eventuell Kaffee (Dinkel- oder Lupinen Kaffee).

Neben dem Alter beeinflusst auch das Geschlecht, wie unsere Psyche auf Lebensmittel reagiert. So zeigt eine im Fachblatt „Nutritional Neuroscience" im Jahr 2019 veröffentliche Untersuchung der Binghamton University, dass Frauen vermutlich eine nährstoffreichere Ernährung benötigen, um ein positives emotionales Wohlbefinden zu erlangen als Männer. Die Forscher fanden heraus, dass Männer bei geringerer Nährstoffversorgung besser „drauf" waren als Frauen. Dagegen brauchten Frauen für ihr seelisches Wohlbefinden eine noch ausgewogenere Ernährung und einen allgemein noch gesünderen Lebensstil, der sicherlich auch Männern nicht schadet. Gute Fingernägel, ein schönes Haar- und Hautbild sind die sichtbaren Effekte, die wir alle schätzen.

Gut ist, bei all dem zu wissen, dass der weibliche Zyklus Körper, Geist und Seele ebenfalls beeinflusst und Berücksichtigung finden sollte. Mein Tipp für Sportlerinnen: Bei sportlichen Zielen lohnt ein Blick in den Kalender. In der Phase kurz vor und während der Blutung solltest du dich besonders schonen. Je höher die sportliche Belastung, desto größer der Einfluss auf den Zyklus. Ein Ausbleiben des Eisprungs kann zum Beispiel auch daherkommen, dass der Körper im Stressmodus läuft! Der Östrogen-Spiegel ist dann niedriger und die Menge des Hormons verringert, das die Knochen stärkt. Es kann zu Ermüdungsbrüchen kommen! Der Körper schüttet in dieser Zeit zudem vermehrt Cortisol aus und dies kann zu Fetteinlagerungen führen. In der Regel beträgt das Zeitfenster nach dem Training etwa 30 Minuten, um zum Beispiel einen Eiweiß-Riegel zu essen. Ansonsten neigt der Körper dazu, die Kohlehydrate im Körper als Fett abzulagern. Höre auf dein Bauchgefühl (unser zweites Gehirn) und nimm genügend Kohlenhydrate, Proteine und Aminosäuren zu dir.

In der ersten Phase, vom 1. Tag nach der Blutung bis etwa 14 Tage danach wirst du deine besten Trainingseinheiten erleben. Du kannst in dieser Zeit besonders gut deine Ausdauer trainieren und Kräftigung machen. Die Zeiten, die du zur Erholung brauchst, sind dann auch kürzer. In der zweiten Phase schüttet dein Körper vermehrt Progesteron aus. Dieses Hormon wirkt „katabol", das bedeutet, dass der Körper sich die Nährstoffe aus den Muskeln holt. In dieser Phase nimmt die Menge an Blutplasma geringfügig ab und die Blutzirkulation wird schlechter. Es kann zu Schwindel und Kreislaufproblemen kommen. Der Nährstofftransport zu den Muskeln ist ein wenig verlangsamt und die Energie- Bereitstellung für den Körper ist in dieser Zeit aufwendiger, denn es gibt ja eine andere Priorität! So kann dir zum Beispiel das Schwitzen „schwerfallen". Eine Lösung des „Problems" könnte sein, das du eine Banane mehr mit zum Training nimmst, wenn du unbedingt trainieren willst, um dir ein wenig Zusatzenergie zu verschaffen. Aber bitte nicht übertreiben und bitte nicht nüchtern trainieren, da das den Körper noch mehr „stresst" und der Cortisol-Level weiter steigt.

Wenn du bestimmte Trainingsziele hast oder Wettkämpfe bestreitest, fragst du dich als Frau vielleicht, ob du die Pille nehmen sollst, um deine Periode zu verschieben. Fühle in dich hinein, was für dich schlüssiger und ganzheitlicher ist.

Wenn du müde bist, kannst du über deine Ernährung vor und während des Trainings viel tun, um gut zu regenerieren oder wieder gut in Bewegung zu kommen. Du brauchst einen klaren Plan.

Wer unter Stimmungsschwankungen leidet (und das gilt auch für Männer!), sollte in jedem Fall gute Ballaststoffe und hochwertige Vitalstoffe zu sich nehmen. Bestimmte Stoffe kurbeln die Produktion von Glückshormonen nachweislich an. Zu den Lebensmitteln, die deine Glückgefühle steigern können, gehört die Avocado, die besonders reich an Nährstoffen wie Leucin und Isoleucin sind. Sie sind zur Bildung von Serotonin wichtig. Zudem enthält die Avocado wertvolle Mineralstoffe wie Kalium und Magnesium, die wichtig sind, um die Übertragung von Nervensignalen an das Gehirn zu gewährleisten. Wenn sie dann auch noch ökologisch und fair angebaut wurde, ist dem nichts hinzuzufügen, außer vielleicht, dass sie auch noch lecker schmeckt. Auch die Banane gehört zu den Lebensmitteln, die die Stimmung aufhellen, - allein schon durch ihre Farbe ;) Bananen enthalten Kohlenhydrate, die der Körper in Form von Fruktose, Saccharose und Glukose schnell aufnimmt. Diese werden nach und nach an den Körper abgegeben und sorgen langanhaltend für Energie. Das weiß jeder Sportler. Mit meinen Freunden fahre ich häufig zum Kite-Surfen oder Stand Up Paddeling. Da haben wir immer eine Banane mit dabei und können so eine halbe Stunde mehr Spaß auf dem Wasser haben!

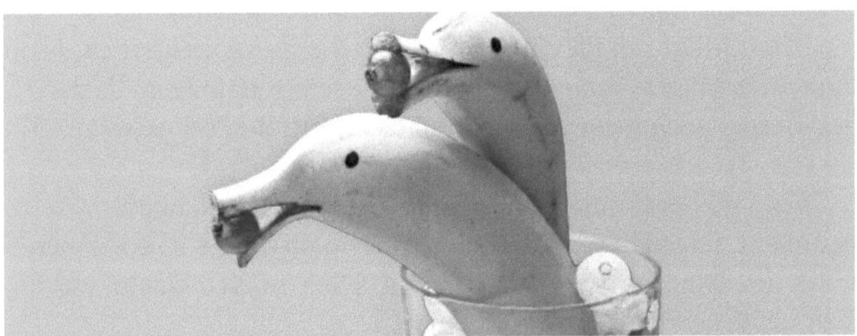

Kartoffeln werden als schnelle Energielieferanten empfohlen, da unser Körper die Kartoffelstärke schnell in Energie umbaut. Außerdem sind Kartoffeln vitaminreich und relativ kalorienarm (70 kcal /100g). Gut wäre, die gewaschenen und gekochten Kartoffeln mit der Schale zu essen, um auch die wertvollen Phenole mitzuessen, die unter der Schale liegen.

Aus den Früchten der Chili-Pflanze wird Cayenne-Pfeffer gewonnen. Das darin enthaltene Capsaicin wird vom Gehirn irrtümlich als Schmerz gedeutet, wodurch es vermehrt Endorphine ausschüttet. Die Gemüsepaprika und die zu Pulver verarbeitete Gewürzpaprika enthalten in ihren Kernen und Trennwänden ebenfalls Capsaicin und zusätzlich reichlich Vitamin C zur Stärkung des Immunsystems. Damit das Capsaicin wirken kann, wird die Paprika am besten roh geknabbert.

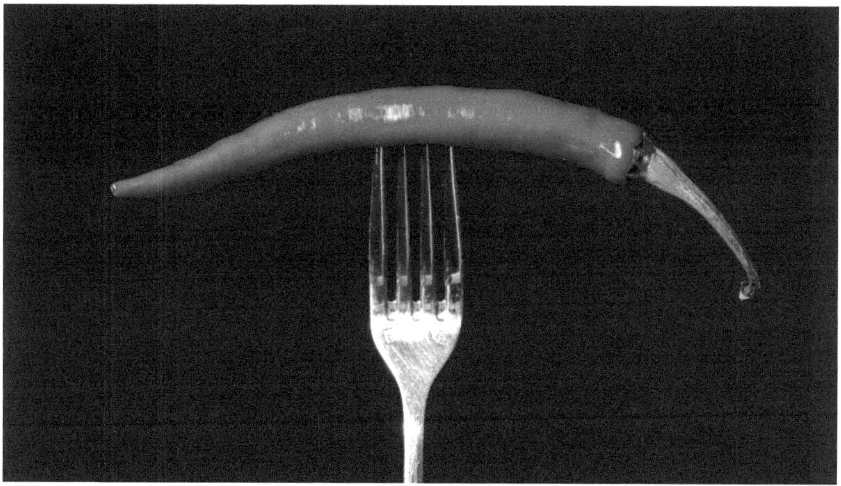

Merke zudem: Wenn du deine Mahlzeiten lange und ordentlich durchkaust, ist es für deinen Körper leichter, die wichtigen Energielieferanten herauszufiltern.

Salz

Salz besteht vorrangig aus Natrium und Chlorid. In der richtigen Dosierung sind beide Minerale wichtig für unseren Körper. Die Weltgesundheitsorganisation WHO empfiehlt zirka 6 Gramm Salz pro Tag. Wir verzehren aber im Durchschnitt mehr als 10 Gramm Salz. Das ist fast doppelt so viel! (Und etwa 5-mal so viel wie unsere Urahnen vermutlich verspeisten ...) Gleichzeitig nehmen wir nach aktuellen Studien geschätzt in der Regel weniger Kalium auf, als unser Körper für seine Prozesse benötigt. (Dt. Gesundheitsamt)

Kalium hat die Aufgabe, die Zellen basisch zu halten und wichtige Stoffwechselvorgänge zu optimieren. Funktioniert dies nicht reibungslos, verengen sich die Blutgefäße, der Blutdruckt steigt und damit auch das Herzinfarkt- und Schlaganfall-Risiko. Auch die Gefahr, an Diabetes, Demenz oder Nierensteinen zu erkranken, nimmt aus dieser Perspektive mit steigendem Salzkonsum zu.

Woran du sehen kannst, dass du zu viel Salz im Körper hast? Wenn der Schweiß unter den Achseln weiße Ränder hinterlässt! Würze dein Essen mit mehr Kräutern anstatt sehr viel Salz zu verwenden. Oder frage nach einem „Blutdrucksalz" in der Apotheke. Es besteht zu 50 % aus Kalium.

Wasser

„Wir sollten alle mehr Wasser essen.“ - Wenn ich das zu meinen Schülern sage, lächeln sie mich immer an. Und dann erkläre ich ihnen, warum ich das genau so meine wie ich es sage ...

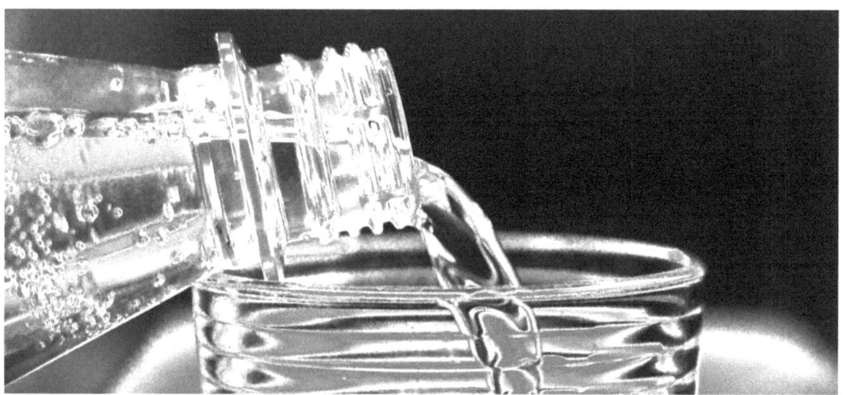

WASSER = LEBEN

Unser Körper besteht bekanntlich aus zirka 60 Prozent Wasser und unser Gehirn sogar aus zirka 80 Prozent! Meine Empfehlung ist, jeweils vor dem Essen ein Glas Wasser zu uns zu nehmen, um den Zellen den Wirkstoff zu geben, aus dem sie zum größten Teil aufgebaut sind. Das bleibt im Gedächtnis. Studien haben gezeigt, dass die geistige Leistungsfähigkeit und damit auch die Stimmungslage schon bei einem Flüssigkeitsverlust von nur zwei Prozent nachlässt. Trinke deshalb bitte ausreichend Wasser! Täglich werden zumindest anderthalb bis zwei Liter empfohlen. Das gilt gerade in der kalten Jahreszeit, wenn das Durstgefühl geringer ist. Gebundenes Wasser in Obst und Gemüse hilft uns auch als Gelenkpuffer.

Das Trinken von Wasser oder Kräutertee bietet dir viele Vorteile: Trinken hält jung, leistungsfähig und fit. Dazu nimmst du auch keine zusätzlichen Kalorien auf und deine Haut bekommt ein pralleres, gesünderes Aussehen. Wasser ist günstiger als jede Feuchtigkeitscreme! Wenn du kaltes Wasser trinkst, verbrauchst du 50-60 kcal dafür, das Wasser im Körper auf Körpertemperatur aufzuwärmen.

Wie viel soll ich trinken?

Etwa 30 ml per Kilogramm Körpergewicht. Das heißt, wenn ich achtzig Kilogramm wiege, sollte ich 2,4 Liter Flüssigkeit über den Tag verteilt trinken. Da der Körper kein Wasser speichern kann, ist es am besten, wenn du pro Stunde ein gutes Wasserglas zu dir nimmst. Woran erkennst du, ob du genug getrunken hast? Dein Urin sollte klar sein, sobald er gelb oder dunkler wird oder anfängt zu duften, dann vergiftest du innerlich.

Wasser trinken ist auch eine Ess- und Naschbremse, denn Wasser füllt den Magen. Am besten trinkst du vor dem Essen etwas, dann isst du auch anschließend weniger. Reduziere alle Getränke, die viel Zucker, Aroma- oder Farbstoffe, Geschmacksverstärker oder andere Zusatzstoffe enthalten. Wenn du schon einen leicht übersäuerten Magen hast und deine Magenschleimhäute gereizt sind, vermeide zusätzlich kohlensäurehaltige Getränke. Ein Anzeichen dafür ist, wenn du öfter sauer aufstoßen musst oder Bauchweh bekommst, wenn du stark kohlensäurehaltige Getränke zu dir genommen hast.

Stilles Wasser ist neutral. Es hat einen pH-Wert um 7,0 und wirkt einer Übersäuerung entgegen. Eine Zeit lang habe ich immer Apfelschorle am Vormittag getrunken. Das habe ich jetzt umgestellt und trinke nur noch Wasser. Das macht einen merklichen Unterschied! Und wenn dir Wasser auf Dauer zu langweilig sein sollte, dann presse eine halbe Zitrone rein! Zu den positiven Wirkungen der Zitrone auf den Körper gehört die Prävention von Erkältungen, die Hemmung von Entzündungen und ein besseres Allgemeinbefinden.

Vitamin C

Jeder weiß, was passiert, wenn man einen Apfel anschneidet und eine Zeit lang liegen lässt: Er wird braun oder ‚läuft an' – das heißt, er fermentiert, verrottet also langsam. Dies kann man ganz einfach verhindern, indem man etwas Zitronensaft daraufträufelt. Er verhindert diesen Prozess. Schon die Seefahrer wussten um oder ahnten die gute Wirkung von Zitronen, weil sie gegen Skorbut halfen. Es gibt Geschichten die davon erzählen, dass Seeleute vor den Augen des Steuermannes eine Zitrusfrucht essen mussten, bevor sie ihren Lohn ausgezahlt bekamen. Viel später hat sich Linus Pauling, Nobelpreisträger für Medizin, ebenfalls mit der schützenden Wirkung des Vitamin C auseinandergesetzt. Es ist nicht „allein" das Vitamin C, das wirkt. Ein gutes Beispiel für die komplexe Interaktion des Vitamins C mit anderen Stoffen und Abläufen in unserem Körper ist ein Experiment. bei dem eine Gruppe von 80 Personen 80 Tage lang nur Vitamin C isoliert, d.h. als Extrakt eingenommen hatte, während die andere Gruppe einfach bunt gemischtes Obst aß. In der ersten Gruppe gab es insgesamt mehr Erkältungen als in der Gruppe, die das „ganze" Obst gegessen hatte. Es geht bei guter Ernährung also um ein gutes Zusammenspiel! Darauf ist bei der Einahme von Vitalstoffen zu achten.

Zu den Antioxidantien gehören:Vitamin C, Vitamin E, OPC, aber zum Beispiel auch das Schlafhormon Melatonin. Vitamin C trägt zu einer normalen Kollagenbildung bei, die unter anderem für eine normale Knorpel- und Knochenfunktion wichtig ist. Kollagen ist das quantitativ bedeutendste Protein in unserem Organismus: Es macht den Hauptteil der meisten Binde- und Stützgewebe aus und bestimmt deren Eigenschaften. Kollagen ist ein Bestandteil von Knochen, Knorpel und Sehnen - und für seine Synthese wird Vitamin C benötigt.

Vitamin C ist zwar eine Säure, wird aber basisch verstoffwechselt. Zucker hingegen ist süß, wird im Körper aber sauer verstoffwechselt. Unsere Bauchspeicheldrüse muss Säure produzieren, um Zucker zu verarbeiten ...

Schadstoffe in der Nahrung

Vermeide Stoffe, die dir schaden - oder finde gesunden Ausgleich wie Fasten, Entsäuern, Entgiften, Entschlacken, Entspannen und viel Bewegung. Anstatt „Nahrungsmittel“ mit schädlichen Zusatzstoffen zu mir zu nehmen, koche ich lieber so oft wie möglich selbst und verwende dabei möglichst wenige und natürliche Zutaten, z.B. Gemüse und Obst der Saison und Speisen aus der Region. Dein Lebensstil ist ein Schlüssel zum Glück.

Übergewicht und Probleme mit der Ernährung

Glaubst du, nach all dem, was du bisher gelesen hast, dass du in deinem Alltag genügend Enzyme, Vitamine, wertvolle Fette und Mineralstoffe zu dir nimmst und sie auch gut verwertest? Läuft dein Darm auf Hochtouren ? Funktioniert deine Verdauung einwandfrei? Bei vielen Menschen ist das nicht so. Sie sind über- oder untergewichtig und oft krank. Falls du ein Unwohlsein verspürst oder eine Krankheit hast, nimm dies als ein wichtiges Signal, um eine Änderung auch hinsichtlich deiner Ernährung einzuleiten.

Eine Ursache für körperliche und geistige „Schwäche“ entsteht dadurch, dass wir zu viel, zu wenig oder falsch essen. Wenn wir zu viel essen, wird der gesamte Organismus überlastet. Die Lebenskraft kann durch das Essen abnehmen, anstatt zuzunehmen – die Lebenszeit verkürzt sich. In unserer Nahrung sind oftmals nicht mehr die Nährstoffe enthalten, die wir wirklich brauchen. Woher kommt das, wenn wir uns doch eigentlich „gut ernähren“? Es liegt zum Beispiel daran, dass die Böden ausgelaugt sind, dass unser Obst und Gemüse nie oder nur selten Sonne gesehen hat und vielfach gespritzt wurde. Noch dazu wird es vielfach verarbeitet und das nicht unbedingt schonend für die kostbaren Inhaltsstoffe.

36 Prozent der Eltern sind heute übergewichtig, 23 Prozent sogar adipös! Bei den Vätern fallen 72 Prozent in beide Kategorien, bei den Müttern ist es die Hälfte! (Iges-Institut, Angaben aus dem Ärzteblatt 2018) Das sind klare Zeichen. Für ein gesamtgesellschaftliches „Symptom“. Übergewicht und Bewegungsmangel sind Risikofaktoren für Diabetes Typ 2 (unter Erwachsenen) und Herz-Kreislauf-Erkrankungen. Auch viele Jugendliche bewegen sich heute schon nicht mehr genug: Sie sitzen im Auto, in der Schule, vor dem Fernseher und den anderen elektronischen „Leckereien“. Am Wochenende übersteigt der Konsum von Smartphone, Tablet oder Laptop alle vernünftigen Werte. Meine Untersuchungen in der Altersklasse 12-17 Jahre ergaben pro Woche eine Internetnutzung von 32-38 Stunden! Und da soll man ge(h)sund und munter bleiben?! In Dänemark haben 5 Schülerinnen ein unglaubliches Experiment gemacht. Sie wollten zeigen, dass W-LAN krank machen kann. (Anzusehen ist das Ergebnis unter: www.dieter-broers.de.)

Mein Tipp:

- Ersetzt Euer WLAN durch LAN-Kabel
- Benutzt wieder verkabelte Telefone im Haus
- Deaktiviert das Handy-WLAN, wenn ihr es nicht nutzt
- Schaltet Euren Router vor dem Zubettgehen aus
- Stellt den Router nach Möglichkeit nicht in die Küche oder im Schlafzimmer auf

Das Verhalten der Eltern ist für ihre Kinder richtungsweisend. Gehe mit gutem Beispiel voran und treibe Sport, ernähre dich gesund und verbringe deine Freizeit aktiv – nicht hauptsächlich vor dem Bildschirm, denn es wird so oder so von deinen Kindern übernommen, auch wenn du nicht dabei bist.

Übergewicht scheint auch ein besonderer Risikofaktor während der Corona-Krise zu sein. Über 40 % der amerikanischen Klinikeinweisungen bei vorliegender Covid 19-Infektion waren jünger als 55 Jahre. Die allermeisten waren übergewichtig. Auch französische Ärzte berichten im Fachmagazin „Obesity", dass zwei Drittel von mehr als 120 krankenhauspflichtigen Patienten starkes Übergewicht hatten und zwei Drittel von ihnen mussten beatmet werden. Übergewicht belastet das Immunsystem. Wer seine „Biomaschine" zukunftssicherer machen möchte, kann unter anderem mit der Stoffwechselkur nach dem Arzt A.T.W. Simeons sein Übergewicht reduzieren.

Vita Aktiva

Was können wir nicht alles tun, um unser Leben auf allen Ebenen in Bewegung zu bringen? Von Ernährungsseite her sind Entsäuerung, Entgiftung, Entschlackung und Entspannung ganz wichtige Themen für unser Wohlbefinden. Ein aktives Leben mit Sport und viel Bewegung hat zudem einen positiven Einfluss auf unsere Darmbakterien. Ist der Darm fit, verschwinden viele Symptome von ganz „allein", denn in ihm liegen etwa 80 % unseres Immunsystems verborgen. Entzündungen werden gehemmt und die Bildung gesunder Darmzellen angeregt. (Ist der Darm gesund, heilt das viele Symptome, da zirka 80 % unseres Immunsystems dort verborgen liegen.) Die positiven Veränderungen durch Sport und Bewegung reichen gar soweit, dass Neurowissenschaftler der Universität Magdeburg durch Laufbandtraining, Dehnungs- und

Entspannungsübungen eine bessere Durchblutung des Hippocampus, einem zentralen Hirnareal, beweisen konnten. Zudem konnte bei der Studie eine bessere Durchblutung des Gehirns festgestellt werden. Die Symptome neurogenerativer Erkrankungen wie Demenz und Parkinson werden abgedämpft! (3 x die Woche eine halbe Stunde; vgl. *Frontiers in aging Neuroscience.*)

Wenn der Körper sauer wird ...

Wenn wir Sodbrennen haben oder sauer aufstoßen müssen, sind wir übersäuert. Normalerweise liegt der pH-Wert unseres Blutes zwischen 7,35 und 7,45. Sollte dieser Wert um mehr als 0,2 abweichen, schweben wir in Lebensgefahr! Der Körper muss also ständig für Ausgleich sorgen, zum Beispiel, indem er die ihm fehlenden Stoffe aus den Knochen holt, um unser Überleben in dem Moment zu sichern. Und wir machen ihm das nicht leicht …

Die meisten Menschen sind heutzutage leider übersäuert. Neben falscher Ernährung ist Stress dabei ein wichtiger Faktor. Wenn wir zum Beispiel einen pH-Wert von 7,5 hätten und uns dann über die Arbeit, den Partner oder eine blöde Situation ärgern würden, dann könnten wir eine halbe Stunde später einen gefallenen pH-Wert messen. Wir werden buchstäblich sauer! Der pH-Wert des Urins liegt im Durchschnitt bei 5,5, was bekanntlich sauer ist. 7,0 ist neutral und alles was darüber ist, entspricht dem basischen Bereich. Das kann man gut selbst testen, beispielsweise mit einem pH-Streifen aus der Apotheke. Der Wissenschaftler Dr. Otto Warburg hat für die Erforschung der positiven Wirkung eines basischen Milieus in unserem Körper den Nobelpreis erhalten. Eine basische Ernährung ist ganz wichtig. Iss mehr gedünstete und natürlich zubereitete Mahlzeiten. Helfen können auch Natronbäder: Man kann sich mit Natron oder Magnesiumsulfat einreiben und abduschen. Magnesium Öl Spray hilft bei nächtlichen Krämpfen. Wichtig sind auch die

BCAAs (Branched Chain Amino Acids), die essentiellen Aminosäuren, die als Bausteine das Muskelgewebe und den Muskelaufbau beschleunigen sowie das Immunsystem unterstützen. Wenn wir unergründliche Schmerzen haben, uns abgeschlagen fühlen oder zu Verletzungen neigen, könnte es sein, dass wir übersäuert sind. Und woran könnte das liegen?

1- Wir essen zu viel industriell veränderte Lebensmittel
2- Wir essen zu viel tierisches Eiweiß
3- Wir essen zu viele tierische Milchprodukte
4- Wir bewegen uns zu wenig.

Die Folge des „zu viel“ oder „zu wenig“ ist, dass unser pH-Wert sinkt. Insbesondere Lunge, Nieren und Faszien funktionieren zwar als Puffersystem, doch gilt es, dieses Puffersystem zu unterstützen, anstatt es dem Körper schwer zu machen. Viel Wasser trinken und viel Bewegung sind wichtig, um überschüssige Säuren loszuwerden und alles in Balance zu halten. Nehmen wir dazu auch noch die passenden Nahrungsmittel zu uns, steht einem ge(h)sunden und munteren Leben fast nicht mehr im Wege. Um den eigenen pH-Wert zu überprüfen gibt es in der Apotheke pH-Indikatorpapier oder pH-Stäbchen. Neben den Angaben der jeweiligen Hersteller ist zu beachten:

1. Messung vor dem Frühstück
2. Messung etwa eine Stunde nach dem Frühstück
3. Messung kurz vor dem Mittagessen
4. Messung eine Stunde nach dem Mittagessen
5. Messung vor dem Schlafengehen

Liegen die Messpunkte 1+3 im sauren Bereich, 2 im neutralen Bereich und 4+5 im basischen Bereich, dann ist der Säuren-Basen-Haushalt ausgewogen.

Den Körper von Giftstoffen reinigen

Ein weiterer Tipp für ein vitales Leben ist, die Giftstoffe im Körper zu vermindern. Wie kann das gelingen? Zum Beispiel durch eine spezielle Mundhygiene, dem sogenannten Ayurvedischen Öl ziehen: Du nimmst dazu morgens gleich nach dem Aufstehen einen Esslöffel Öl (Leinöl oder ähnliches) in den Mund, gurgelst damit und ziehst es durch die Zähne, etwa 5-10 Minuten lang. Danach bitte ausspucken und eventuell erst einmal die Zähne putzen. Ich mache das Öl ziehen meist am Wochenende, wo ich mir etwas mehr Zeit für mich selbst nehme.

In einer Untersuchung haben **Wissenschaftler** herausgefunden, dass wir die meisten Bakterien am Morgen in und am Mund haben, nachdem wir die ganze Nacht entgiftet haben. Diese Keime kann man messen. Ein Keimdetektor der Firma Hygenia, ein sogenannter Ensure-Luminometer, hat auf dem Griff eines Einkaufkorbs 543 RLU (sogenannten Relative Light Units) gefunden. Das heißt, dort befindet sich viel ATP (Adenosintriphosphat), eine Substanz, die von Zellen als Energieträger verwendet wird. Je höher der ATP-Wert, desto größer ist die Zahl der Bakterien auf einer Probe. Gemessen wird in Lichteinheiten, die das Gerät erfasst (RLU). Licht ist Energie und kann heilen. Infrarot-Strahlen oder ultraviolettes Licht kann aber auch töten, nämlich Bakterien. Für öffentliche Räume ist ein Wert von unter 50 RLU erwünscht, in Klinikräumen unter 10 – also fast bakterienfrei. Bakterien haben lebenswichtige Funktionen für den Menschen. Es gibt aber auch gefährliche Bakterien.

Beispiele für Bakterienwerte auf Gegenständen:

- Das Tastenfeld eines Geldautomaten hat in Tests z. B. 1.045 RLU
- der Seifenspender im Büro 475 RLU.

- Die Hanteln im Fitnessstudio 1.609 und die Borsten einer Zahnbürste 630.
- Und nun kommt es: die Lippen am Morgen nach dem Aufwachen haben stolze 7.706 RLU.
  Also bitte den Mund und die Lippen morgens waschen!

Nährstoffe fürs Wohlbefinden

Ein gut funktionierender Stoffwechsel benötigt vor allem eines: ausreichend gesunde Nährstoffe. Wichtig ist, dass die Depots – gerade im Alter oder bei Überbelastung – immer ausreichend gefüllt ist. Neben regelmäßiger Bewegung und ausreichend Schlaf ist eine ausgewogene Ernährung zentral wichtig für das Wohlbefinden. Das gilt für jedes Alter, allerdings nimmt bei zunehmendem Alter - bei abnehmender Aktivität - der Kalorienbedarf ab, nicht aber der Bedarf an Vitaminen, Mineralstoffen und Spurenelementen. Die empfohlenen fünf Portionen Obst und Gemüse schafft vielleicht nicht jeder und nach dem Kochen bleibt häufig nur noch ein Restbestand an Vitaminen übrig. Doch der Körper sollte natürlich nicht über einen längeren Zeitraum mit bestimmten Nährstoffen unterversorgt bleiben. Erste Anzeichen für ein Defizit können etwa Müdigkeit, Unkonzentriertheit und Schwindel sein, sofern keine anderen Erkrankungen vorliegen. Neben Nährstoffen müssen wir auch andere Stoffe aufnehmen, obwohl sie uns augenscheinlich keine Energie liefern. Das sind vor allem die Mineralstoffe Magnesium, Kalzium, Natrium und Kalium und in weniger großen Mengen Spurenelemente wie Jod, Eisen, Fluor, Zink, Selen und andere mehr. Als gute Quellen für Spurenelemente gelten: Hafer-Drink, Soja, Fisch, Fleisch, Hülsenfrüchte und Vollkorngetreide. Sekundäre Pflanzenstoffe und Ballaststoffe, die es besonders viel in Leinsamen oder Flohsamen gibt, hemmen Entzündungen und stärken die Blutgefäße.

Einen hohen Anteil an entzündungshemmenden Stoffen haben Kurkuma, rote Trauben, Äpfel und Rote Beete. Essenzielle Aminosäuren unterstützen den Stoffwechsel: Leucin (aus Weizenkeimen, Erdnüssen, Thunfisch) hilft beispielsweise den Gelenken, der Bauchspeicheldrüse und der Gewebeheilung. Lysin (aus Linsen und Soja) kräftigt Bindegewebe und Knochen. Avocados sind gut für die extra Portion Omega 3 Fettsäuren. MSM (Methylsulfonylmethan) ist zum Beispiel eine organische Schwefelverbindung, die den menschlichen Körper mit wertvollem Schwefel versorgt. Schwefel ist ein lebenswichtiges Element. Er ist fünf Mal wichtiger als Magnesium und 40-mal wichtiger als Eisen für unsere körperliche Gesundheit! Wer aufgrund einer ungeeigneten Lebensweise zu wenig Schwefel zu sich nimmt, kann unter folgenden Symptomen leiden: Gelenkbeschwerden, Probleme mit der Leber. Durchblutungs-störungen, Niedergeschlagenheit, Ängste, stumpfes Haar, fahle Haut, brüchige Fingernägel, schlaffe Bindegewebe und Sehstörungen.

Bioverfügbarkeit

In der Wissenschaft gibt es eine Maßeinheit, die eine Aussage über gutes Essen macht. Der Begriff Bioverfügbarkeit zeigt an, welcher Anteil eines Nahrungsmittels zu den Zellen gelangt. Bioverfügbare Lebensmittel sind allgemein oral, also über den Mund, eingenommene Wirkstoffe, welche die Magen- Darmwand passieren, in den Blutkreislauf gelangen und von dort aus zu allen Körperzellen transportiert werden können. Das Ziel von Ernährung besteht ja genau hierin: Jede Körperzelle mit den notwendigen Nährstoffen zu versorgen. Der Körper kann jedoch nur aufnehmen, was er als biologisch und gesund erkennt. Karotten direkt aus dem Garten haben zum Beispiel eine 100-prozentige Bioverfügbarkeit. Wenn sie erst ein paar Tage liegen, transportiert oder gekocht werden, verlieren sie wertvolle Inhaltsstoffe.

Früchte isst du am besten direkt vom Baum. Hühnereier sollten direkt von freilaufenden Hühnern kommen und so weiter. Was nützen uns Äpfel, die mehrfach gespritzt sind, wenig Sonne gesehen haben und dann lange auf Halde liegen? Oder Kartoffeln aus ausgelaugten Böden, die ihnen nur noch wenig Selen und andere wertvolle Mineralien zur Verfügung stellen, die sie wiederum für uns enthalten können? Leider wenig.

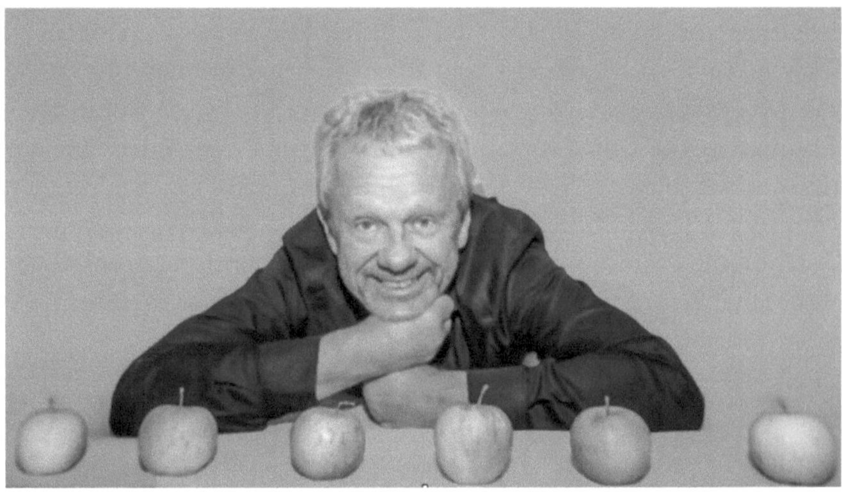

Wir sollten uns die Frage stellen, warum wir das ganze Jahr reife Äpfel kaufen können. Dies ist möglich, weil Äpfel im Vakuum gelagert und mit vielen Haltbarkeitslösungen bespritzt werden. Durch diese Gifte können auch Allergien ausgelöst werden. Für Menschen, die eine ausreichende Zufuhr an Nährstoffen über die Ernährung nicht sichern können, empfehlen sich Nahrungsergänzungsmittel (NEM). Ebenfalls sehr wichtig ist es, ausreichend zu trinken.

Vitalstoffe

Vitalstoffe sind unentbehrliche Helfer in Sachen Gesundheit: Vitamine, Mineralien, Spurenelemente und sekundäre Pflanzenstoffe sind für Körper, Geist und Seele ähnlich wie das Baumaterial für ein Haus. Früher führten anhaltende Notlagen bei der Versorgung mit Vitalstoffmangel zu tödlichen Krankheiten wie Skorbut oder Beriberi. Das ist in unseren Breiten zum Glück vorbei. Trotzdem bedeutet es nicht, dass jeder optimal mit diesen Stoffen versorgt wäre.

Wer auf gesunde Ernährung achtet, sollte wissen, was in seinen Lebensmitteln drin ist und vom Körper verwertet werden kann, aber genauso wichtig ist es, zu wissen, was nicht drin sein sollte. Schauen wir uns dazu noch einmal ein Beispiel an. Die Tomaten, die du im Supermarkt kaufen kannst, sehen bei der Ernte noch aus wie grüne Äpfel. Diese Früchte durften nicht an der Pflanze ausreifen. Sie enthalten dadurch weniger Vitamine und Nährstoffe. sowie Giftstoffe in ihren Zellen, welche sie zur Selbstverteidigung gebildet haben. Erst wenn sie eine sogenannte „sekundäre Reifungsphase“ durchlaufen haben, werden Tomaten für den Menschen wirklich gut genießbar.

Viele Früchte werden nicht in der Erde, sondern in Steinwolle oder ähnlichen künstlichen Böden gezüchtet. Anschließend werden sie teilweise jahrelang gelagert und in Containern begast (Bananen können bis zu drei Jahre gelagert und dann noch als „frisch“ verkauft werden!) Übrigens: Auch wenn „Bio“ draufsteht, muss es nicht reif geerntet worden sein, doch zumindest wurde auf Konservierungsmittel und viele andere chemische Stoffe verzichtet.

Gesundheitswirkung von Lebensmitteln messen

Wissenschaftlich wird der Gesundheitswert von Lebensmitteln unterschiedlich bewertet. Eine Bewertungsmöglichkeit ist die Angabe in ORAC-Einheiten (Oxygen Radical Absorbiance Capacity; auf Deutsch „Sauerstoff-Radikale“-Aufnahmekapazität). Wissenschaftler der Uni Jena empfehlen, täglich 5.000 bis 10.000 ORAC-Einheiten mit der Nahrung aufzunehmen. Das bietet dem Körper einen optimalen präventiven Schutz vor freien Radikalen und deren Folgen wie zum Beispiel mehr Falten, schnellere Zellalterung, Krankheiten und anderes mehr. 100 Milliliter frischer Orangensaft enthalten beispielsweise ca. 1.000 ORAC-Einheiten.

Nahrungsergänzungsmittel

Ich bin fasziniert von den Erfolgen, die man mit gesunder Ernährung erzielen kann. Fast mein ganzes Leben lang nehme ich nun schon Nahrungsergänzungsmittel (kurz NEM) zu mir. In Form von Magnesium Citrat, Zink-Lutsch-Tabletten oder Eiweißshakes.

Durch eine wirklich gesunde Ernährung und Nahrungsergänzungsmittel kannst du viel erreichen. Ein guter Freund von mir hatte zum Beispiel immer Knieschmerzen. Ich habe ihm daraufhin ein NEM empfohlen, konkret war es: Doppelherz Gelenk aktiv 1000. In diesen Kapseln ist eine ausgewogene Kombination der lebenswichtigen Nährstoffe Vitamin C, Vitamin E, Kupfer, Selen, Mangan und Zink enthalten. Kupfer trägt zum Erhalt und Mangan zur Bildung des normalen Bindegewebes bei.

Als Bindegewebe bezeichnet man die Stütz- und Stabilisierungsstrukturen des Körpers. Es verleiht Sehnen und Bändern Zugkraft. Die Knieschmerzen meines Freunds sind durch die Einnahme von NEM immer weniger geworden und nun zum Glück ganz verschwunden. Aber wie lässt sich im Gesamten noch besser erkennen und ausgleichen, was fehlt an Vitaminen, Mineralien und Spurenelementen? Defizite kann man mit einer Blutuntersuchung aufdecken, mit der Bioscan-Methode, aber auch mit einer Vitalstoff-Analyse. Der Bioscan ist am genauesten, weil er direkt in der Zelle misst, während sich das Blut die Materialien vom Körper holt, welche es braucht. Mir hat eine Vitalstoff-Analyse geholfen. Mit Hilfe eines Computers wurden an der Haut verschiedene Leitwiderstände gemessen (Impedanz-Analyse). Danach konnte ich erkennen, was mir trotz gesunder Ernährung noch fehlte: Bei den Spurenelementen waren das bei mir als Beispiel Eisen, Kalium und Silizium.

Bemerkenswert war, obwohl ich auch zu dieser Zeit schon sehr viel Obst aß, fehlten mir Vitamin C und bei den Coenzymen Aminosäuren, genauer gesagt Q10. Auch mein Darm funktionierte leider nicht einwandfrei, insbesondere die Absorptionsfunktion des Dünndarms. Ich fing also mit der gezielten Einnahme von Vitalstoffen an und habe dann im Urlaub eine Darmsanierung mit Hilfe der Traditionellen Chinesischen Medizin (TCM) gemacht. Ich brauchte ein extra Deo und viel Kaugummi, da ich stark entgiftet habe. Danach habe ich darauf geachtet, was meinem Magen und somit meinem Darm guttat: mehr Aufmerksamkeit und Achtsamkeit bei der Auswahl der Lebensmittel.

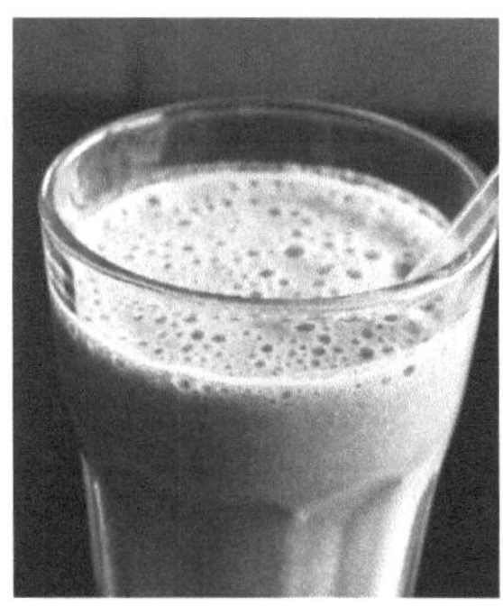

Nach einem Monat kam der Gedanke, wie es jetzt weiter gehen sollte. Meine Frau und ich haben viel Wasser und Tee getrunken, dabei war uns das Mobiltelefon eine gute Hilfe: Wir luden die kostenlose App „Hydro“ herunter, womit wir unseren Wasserverbrauch kontrollierten und steigerten. Bei mir selber merkte ich, dass ich zum Beispiel ab 16 Uhr sehr wenig

Flüssigkeit zu mir nahm. Das habe ich dann geändert. Nachdem wir einen Monat „normal“ weiter gemacht haben, trauten wir uns, Stoffwechselkur nach dem Arzt Simeons zu machen, die in vier Phasen eingeteilt ist: „Ladetage“, Kurtage, Stabilisationsphase und Testphase. Meine große Frage war: Schmeckt mir danach noch der Cappuccino, die fettige Currywurst mit Pommes? Am Anfang dachte ich, dass ich nicht auf meinen lieb gewonnenen Cappuccino aus der Tüte verzichten könnte, aber ich tauschte ihn langsam gegen Tee oder normalen Kaffee aus. Ich trinke heute immer noch gerne Kaffee, aber bewusster und weniger. Ich habe auch etwas Neues für mich gefunden, denn durch eine Freundin lernte ich den Lupinenkaffee kennen und lieben. Dinkel-Kaffee kann ich auch empfehlen. Heute schmeckt mir der Cappuccino aus der Tüte gar nicht mehr: Er ist für mich zu süß und die Qualität überzeugt mich nicht. Ich trinke zwar immer noch Cappuccino, jedoch auch nicht mehr so häufig – und wenn, dann einen echten, nicht aus der Tüte. Ich achte generell immer mehr auf die Qualität meiner Nahrungsmittel und bekomme dafür langsam ein immer besseres Gespür. Merke: Geschmack verändert sich – du lernst wieder mehr auf deinen Körper zu hören. Das alles hat mich und mein Leben sehr bereichert! Mach es mir nach! Gesundes und bewusstes Essen hat enormen Einfluss auf unser Wohlbefinden. Es ist unsere Kraftquelle, Heilmittel, Seelenbalsam und vollbringt einfach wahre Wunder.

Nahrungsergänzungsmittel – Für und Wider

Über den Nutzen oder Nicht-Nutzen von Nahrungsergänzungsmitteln ist schon viel gesagt und geschrieben worden. Richtig ist für mich, dass sogenannte Nahrungsergänzungsmittel – wie der Name bereits sagt – eine gute Ergänzung zu gesunder Ernährung sind, sie aber nicht ersetzen.

Sie sind also kein Wundermittel, mit dem eine ungesunde und nährstoffarme Ernährung ausgeglichen werden kann. Wahr ist allerdings auch, dass heutzutage selbst Nahrungsmittel wie Obst und Gemüse weniger Nährstoffe enthalten als noch vor einigen Jahrzehnten. Die industrielle Verarbeitung von Lebensmitteln und das Aufkommen von Fertiggerichten trugen weiter dazu bei, den Nährstoffgehalt von Lebensmitteln zu verringern.

Nahrungsergänzungsmittel, die den Körper mit Vitaminen, Enzymen und Mineralien versorgen, können einen solchen Mangel bis zu einem gewissen Grad ausgleichen. Der individuelle Bedarf an Nährstoffen kann allerdings von Person zu Person ganz unterschiedlich sein. Dabei spielen nicht nur Faktoren wie Alter oder Geschlecht eine Rolle, sondern auch individuelle Lebensumstände wie eine Schwangerschaft oder eine hohe physische oder psychische Belastung. In solchen Fällen kann etwa der Bedarf an bestimmten Stoffen über den empfohlenen Tagesdosen liegen, zumal sich diese Empfehlungen von Organisation zu Organisation stark unterscheiden. So empfiehlt etwa die Deutsche Gesellschaft für Ernährung Erwachsenen eine Vitamin-C-Zufuhr von 95 bis 110 mg/Tag, während die von der WHO empfohlene Tagesdosis selbst bei stillenden Müttern nicht über 70 mg/Tag liegt.

Linus Carl Pauling, zweifacher Nobelpreisträger, hat die positiven und antitoxinen Möglichkeiten von Vitamin C beweisen können. Seine Kollegen haben ihn wegen seinen Behauptungen oft verspottet. Er allerdings wurde 93 Jahre, mit 10-15 g Vitamin C am Tag! Das Durchschnittsalter seiner Kollegen lag bei 55 Jahren. Somit hat Linus Pauling seine Kollegen seinerzeit um ein Vielfaches überlebt - mit ausreichender Menge Vitamin C.

Ob Nahrungsergänzungsmittel einen wichtigen Beitrag zu einer gesunden und ausgeglichenen Ernährung beitragen können, hängt nicht zuletzt von ihrer Bioverfügbarkeit ab, also von der Frage, in welchem Maß der menschliche Organismus in der Lage ist, die eingenommenen Stoffe zu absorbieren und wie schnell sie dort wirken können, wo sie wirken sollen. Die Qualität der Inhaltsstoffe ist dabei genauso entscheidend wie das Zusammenspiel zwischen den Stoffen, und etwa die Tageszeit, zu der das Nahrungsergänzungsmittel eingenommen wird. Hinzu kommen ganz individuelle Faktoren, die sich von Person zu Person unterscheiden können.

Nicht zuletzt spielt der aktuelle gesundheitliche Zustand des Menschen, der die Stoffe zu sich nimmt, eine Rolle. Dabei denke ich vor allem an das Verdauungssystem, welches die Nährstoffe absorbieren soll. Die Verdauung kann wiederum durch die Einnahme der richtigen Nahrungsergänzungsmittel unterstützt werden. Vitalstoff-Produkte sind mehr als nur biologische Nahrungsergänzungsmittel. Die Informationen, die man zu den Themen Nahrungsergänzungsmittel, Ernährung und Gesundheit findet, sind zahlreich und nicht selten widersprüchlich. Gute biologisch hergestellte Nährstoffe unterstützen dich auf deinem Weg hin zu einem ge(h)sunden und munteren Leben.

Weitere Ernährungswege

Die sogenannte **ketogene Ernährung** ist ein weiterer Weg, auf dem sich der Körper quasi selbst heilt. Geschädigte Zellen werden angegriffen und entsorgt. Dieser Prozess wird auch **Ketose** genannt und führt zu einer noch besseren Gesundheit. Doch dazu später mehr. Auch eine vegetarische oder vegane Ernährung ist oftmals sinnvoller für den einzelnen Menschen und auf jeden Fall global nachhaltiger. Ich selbst betrachte mich als Flexitarier. Das bedeutet, dass ich zeitweise als Vegetarier, veganer oder auch mal Fleisch und Fisch esse. Also sehr variiert.

Das Leben ist wie Fahrrad fahren: Um die Balance zu halten, musst du in Bewegung bleiben
– Albert Einstein –

A.T.W. Simeons Stoffwechselkur ist ein ganzheitliches Konzept, von dem ich persönlich überzeigt bin. Hier steht das gesamte Wohlbefinden des Menschen im Vordergrund. Die Gesundheit wird allgemein gefördert, individuelle Bedürfnisse können abgedeckt oder Sportler bei ihren Höchstleistungen unterstützt werden.

Wichtig ist eine genaue Abstimmung der einzelnen Bestandteile. Ausgewählte Zutaten sowie Verfahren wie etwa die Kaltverarbeitung, sodass die Wirksamkeit der Inhaltsstoffe im Laufe des Herstellungsprozesses nicht minimiert wird. Auch die genaue Abstimmung der einzelnen Bestandteile auf den individuellen Körper ist entscheidend.

Respektiere dich so, wie du bist. Diesen Respekt erweist du dann auch deinen Mitmenschen.

Namaste

Bovis-Schwingungen messen

Der französische Physiker Alfred Bovis entdeckte, dass man die Lebensenergie von Substanzen, Organismen und Orten messen kann. Die Messung von Schwingung geschieht in Bovis-Einheiten oder auch Ångström (Å) = 10-10 m (1 zehnmillionstel Millimeter). Und man kann die Schwingung sogar erhöhen!

Der durchschnittlich gesunde Wert für einen neutralen gesunden Ort beträgt etwa 12.000 Bovis. 12.000 positive Schwingungen, die gut für das Leben sind. Wenn wir unserem Körper Nahrungsmittel zuführen, die weniger als 7.000 Bovis haben, rauben diese Nahrungsmittel dem Körper Lebensenergie (zum Beispiel hat eine Tiefkühlpizza ca. 5.000 Bovis; destilliertes Wasser 3.000 Bovis). Auf lange Sicht schwächen sie den Organismus und schädigen unsere Gesundheit. Zum Thema gibt es ein sehr lohnenswertes Videos auf YouTube: Bovis-Einheiten, Lebensenergie in Lebensmitteln messen. Ein Nahrungsmittel, das eine Schwingung von ca. 20.000 Bovis Einheiten hat (das ist schon sehr lebensbejahend, je nach Qualität) ist OPC.

OPC – ein besonderer Stoff

OPC (Oligomere Proantho-Cyanidine) oder Vitamin P wird aus roten Trauben gewonnen (Traubenkernextrakt) und ist auch zum Beispiel in Rotwein enthalten. Traubenkernextrakt ist am besten in Kombination mit anderen Vitaminen einzunehmen. OPC bleibt länger im Körper, wenn du beispielsweise ein Stück Obst oder Vitamin C dazu einnimmst. Nimm OPC morgens oder mittags zu dir, abends lieber nicht, weil es dich länger wachhält, da es blutverdünnend wirkt.

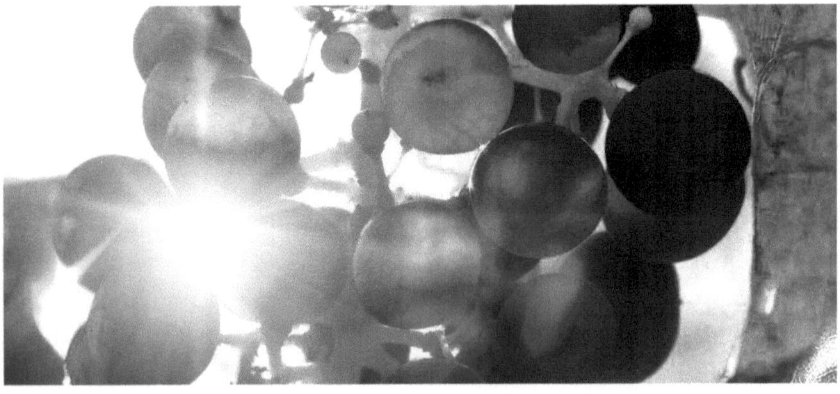

Proanthenole (OPC) sind zwanzig Mal stärkere antioxidative - verjüngende - Wirkung als Vitamin C und fünfzig Mal stärker als Vitamin E. OPC fängt die freien Radikale ein, welche die Feinde der Jugend sind. Chemisch gesehen sind freie Radikale Moleküle, denen ein Elektron fehlt und die verzweifelt versuchen, es woanders aufzutreiben. Dadurch kann eine Kettenreaktion entstehen, was zu schweren Fehlern im System des Menschen führen kann. Freie Radikale sind sehr aggressiv und verwandeln dabei Wertvolles in Müll! Aber was genau ist nun OPC?

Ein gewisser Professor Masquelier hat sehr lange mit dem Kernöl der Weintrauben experimentiert. Bei seinen Forschungen hat er das **lebensverlängernde OPC** (Proanthenol) entdeckt. 1977 testete er die Bioverfügbarkeit von OPC mit einer verblüffenden Methode: Er baute in eine Weinrebe radioaktive Isotope ein, gewann aus den Traubenkernen OPC und verabreichte es Mäusen oral. Anschließend wurden die Mäuse geröntgt. Das radioaktive OPC konnte so lokalisiert und sichtbar gemacht werden. Wäre OPC nicht bioverfügbar, wäre es ausschließlich im Verdauungstrakt – also in Magen und Darm – nachweisbar gewesen. Tatsächlich aber zeigte die Röntgenaufnahme, dass alle Gewebe mit OPC angereichert waren. Insbesondere solche Gewebe, die reich an der Aminosäure Prolin sind, also Bindegewebe, Sehnen, Knorpel, Lunge, Bronchien, Leber, Nieren, Nebennieren, Milz, Aorta, Herz und anderen Muskeln sowie Blutzellen und Blutplasma. Innerhalb von Minuten wird OPC in alle Körpergewebe transportiert und erreicht nach 45 Minuten seine höchste Konzentration. **OPC ist 100 Prozent bioverfügbar!** Das heißt, theoretisch kann jedes OPC-Molekül, das man oral einnimmt, auch in Körperzellen gelangen. In diesem Zusammenhang möchte ich noch auf ein anderes „Lebenselexier“ aufmerksam machen, die Telomerase.

Telomerase ist ein Enzym, das bei Einzellern und kontinuierlich sich teilenden Zellen eine wichtige Rolle spielt. Für die Entdeckung der Telomerase gab es den Nobelpreis für Medizin im Jahre 2009. Denn damit ergeben sich neue Ansätze gegen Krebs und für die Altersforschung. Mit OPC steht dir aber schon ein super Mittel gegen die freien Radikale zur Verfügung.

Sicherlich helfen dir auch Vitamin C und E, Betacarotin (eine Vorstufe von Vitamin A) und die Spurenelemente Selen und Zink weiter, doch das Stärkste bekannte Antioxidans ist und bleibt OPC. Erste Wirkungen stellen sich bereits nach vier Tagen ein. Du bildest etwa mehr Widerstand im Körper gegen Neurodermitis, denn OPC kann den Eigenschutz deiner Haut erhöhen. Es ist auch erfolgreich gegen Krampfadern und Lymphstauungen (da es blutverdünnend ist - Vorsicht bei Blutern und Menschen, die blutverdünnende Medikamente nehmen). Auch die Regeneration nach Verletzungen und Operationen geht schneller mit OPC und Vitamin E.

Fette, Vitamine und Kohlenhydrate - Fit mit mehrfach ungesättigten Fetten

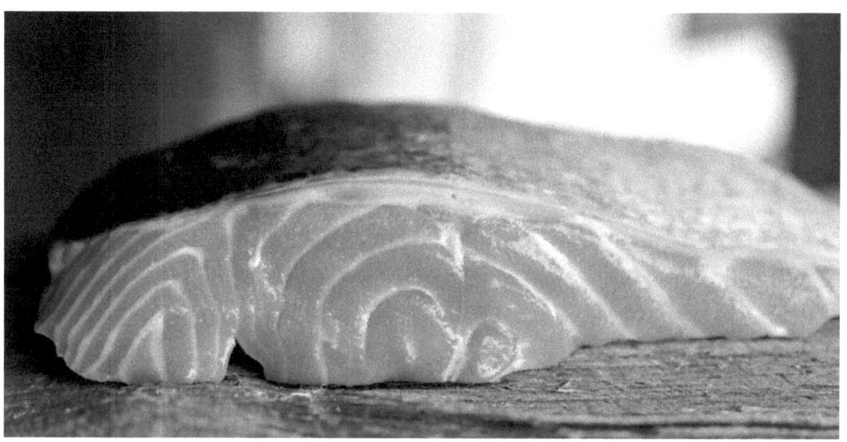

Nicht jedes Fett ist schlecht, wie viele meinen. HDL (High-Density-Lipoprotein-Cholesterin) gehört zu dem guten Omega 3-Fettsäuren. Omega 3-Fettsäuren gehören zu den lebenswichtigen Nahrungsmitteln fürs Gehirn, versorgen die Gelenke mit Schmierstoff, lindern Entzündungen im Körper und geben Haut und Haaren Spannkraft. Darüber hinaus sind sie gut für die Bildung der körpereigenen Abwehrzellen und normalisieren den Blutdruck.

Lieferanten für Omega 3-Fettsäuren sind zum Beispiel fettreiche Kaltwasserfische wie Lachs, Makrele, Hering, Thunfisch und Sardine. Es ist insgesamt für die Vitalität besser, mehr von den flüssigen, den ungesättigten oder sogar mehrfach ungesättigten Fettsäuren, zu dir zu nehmen. Dafür solltest du weniger von den festen Fetten wie Margarine und Butter zu dir nehmen, weil sie zum großen Teil gesättigte Fettsäuren enthalten.

Vitamine, Mineralstoffe und Co-Enzyme

Vitamin C, D, E, K und die B Vitamine wie Biotin und Folsäure B12 sind Nervennahrung. Sie stecken vor allem in Fisch, Fleisch, Milchprodukten und Eiern. Vitamin A fördert die Bildung von Schleimhäuten im gesamten Körper. Ob Darmwand, Hals oder Magen: Vitamin A macht den Körper weniger anfällig für Infektionen. Vitamin B 12 wird von speziellen Mikroorganismen produziert und ist fast ausschließlich in tierischen Lebensmitteln enthalten. Es erhöht die Vitalität, Leistungsfähigkeit und Belastbarkeit und ist unverzichtbar fürs Nervensystem. Ein zusätzliches Plus bedeutet das Vitamin für das Herz-Kreislauf-System. Für Veganer und Vegetarier, die es nicht mit der Nahrung aufnehmen, bietet sich abermals die Nahrungsmittelergänzung an.

Mineralstoffe werden von unserem Körper als Baustoffe für Knochen, Zähne und Muskeln benötigt. Auch hier gilt: Eine ausgewogene Ernährung ist das Fundament für jeden, der seinem Körper alle Nährstoffe liefern möchte. Wichtig ist wie wir gesehen haben, die Bioverfügbarkeit von Stoffen. Der Körper hat im Durchschnitt über 50 Milligramm pro Kilogramm Körpergewicht an Magnesium, Kalium, Kalzium, Natrium, Phosphor und Chlor und als Spurenelemente (unter 50 mg/Kg Körpergewicht) Kupfer, Selen, Eisen, Zink, Kupfer, Mangan, Selen, Chrom, Molybdän, Jod und Fluor. Wenn er weniger hat, holt er sich das aus den Knochen ...

Ein weiterer Stoff: Ubiquinol – aktives **Q10** - ist ein Co-Enzym, das zur Familie der Vitamine gehört. 1978 wurde für dessen Entdeckung der Nobelpreis verliehen. Ohne Q10 gibt es keine Energie. Wir müssen es daher regelmäßig zu uns nehmen, denn ohne dieses Co-Enzym, haben die Mitochondrien nicht genügend Energie. Ohne Q10 ist die Zelle quasi so potent wie ein Zylinder ohne Zündkerze.

Die Maschine ist tot. Sie springt nicht an. Hier eine Übersicht, die an der **Universität Wisconsin** erstellt wurde.

- Q10 sorgt für 95 % unserer gesamten Körperenergie.
- Bei 25% Q10 Defizit werden wir krank.
- Bei 75% Q10 Defizit ist unser Leben in Gefahr.
- In Verbindung mit Vitamin E wirkt es noch besser.

Q 10 bekommt dein Körper, wenn du pflanzliches Öl, Nüsse, Erbsen, Linsen, Bohnen und Sojaprodukte zu dir nimmst. Merke: Diese Nährstoffe bilden die Basis und die Voraussetzung für den optimalen Stoffwechsel und für eine höchstmögliche Energiebereitstellung sowie der Regeneration und dem besten Schutz vor oxidativem Stress. **Co**-Enzyme helfen dem Körper, sich selbst schneller zu heilen und geschädigte Körperzellen zum Beispiel nach einer Verletzung zu reparieren. Ab etwa 40 Jahren kann der Körper einige diese Co-Enzyme nicht mehr selbst herstellen. Co-Enzyme gibt es in Ananas, Papayas und anderem Obst – oder aus der Apotheke. Das, was wir essen, sollte eine hohe Qualität haben. Und dann kann es noch ergänzt werden mit guten **Zusatz**-Nährstoffen. Empfehlenswert sind Omega-3 Fettsäuren, Eisen, Magnesium, Grünmuschel-Extrakt und Glucosamin für Gelenke und Knochen. Wenn es in den Gelenken knackt, kann es daran liegen, dass ein Magnesiummangel vorliegt. Ein hoher Magnesiummangel kann sogar zu „Depression“ führen, ähnlich wie ein Vitamin D-Mangel im Winter. In Dänemark bekommt man im Winter gegen Depression eine Lichtkur vom Hausarzt verschrieben: 10 Mal mindestens 20.000 Lux bei einer Wellenlänge, die unserer Sonne nachempfunden ist. Eine solche Schreibtischlampe kannst du auch selbst online erwerben. Für ein intaktes Immunsystem sind darüber hinaus auch gute Freunde, Beruf, Familie und Lebenspartner sowie ein positives Umfeld wichtig.

L-Arginin

L-Arginin, das es auch als Nahrungsergänzungsmittel gibt, ist ein entscheidender Ausgangsstoff für Stickstoffmonoxid (NO). Es hat einen sehr großen Einfluss auf den sogenannten Gefäßtonus. Wenn wir eine optimale und gesunde Gefäßspannung haben, dann haben die Gefäße eine gute Elastizität. Sind die Gefäße elastisch, kann auch unser Blut in der normalen Menge durch sie und vor allem durch die kleinen Kapillaren fließen. Sobald wir in eine Belastungsphase kommen, fängt unser Herz an schneller zu schlagen: Der Puls erhöht sich, weil das Herz nun mehr Blut durch den Körper pumpen möchte, um alle Zellen und Organe mit genügend Sauerstoff und Nährstoffen zu versorgen.

Dein Herz pumpt jeden Tag zirka 7.000 Liter Blut durch deinen Körper, davon etwa 1.000 Liter durch das Gehirn. Die Milz reinigt alle 20 Minuten das Blut. Durch die Leber fließt es jeden Tag bis zu 500 Mal. Das Stickstoffmonoxid, welches vom L-Arginin kommt, macht die Gefäße weicher und damit elastischer. So können sich die Gefäße bei steigendem Puls problemlos weiten. Eine gute Blut- und Sauerstoffversorgung wird so im ganzen Körper gewährleistet. Das hat natürlich zur Folge, dass sich die sportliche Leistung und die Regeneration enorm verbessern können. Sportwissenschaftler konnten bei Athleten eine Leistungssteigerung von bis zu 40 % feststellen können. Dies funktioniert allerdings nicht mit jedem L-Arginin-Produkt, denn auch hier muss die Qualität stimmen.

Natürliche und künstliche Nahrung

Wenn wir genmanipulierte Nahrung zu uns nehmen, hat das Einfluss auf unsere Darmbakterien. Das haben Untersuchungen an Tieren bewiesen. Genau so wie bei den Tieren, die diese genmanipulierte Nahrung zu sich nehmen müssen, und gleichzeitig die heute üblichen Verunreinigungen durch Pestizide sowie Antibiotika über sich ergehen lassen müssen, hat das Einfluss auf unsern Körper. Bei der Schlachtung der Tiere finden sich zudem aufgrund der Haltungsbedingungen mehr Stresshormone. Nahrung ist ein Informationsträger und Vermittler. Was vermögen diese Stoffe mit uns anzustellen? Die Forschungen hierzu sind noch nicht endgülitg abgeschlossen

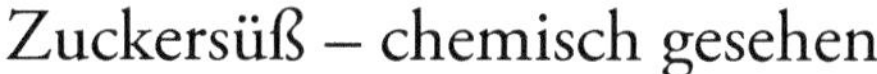

Zuckersüß – chemisch gesehen

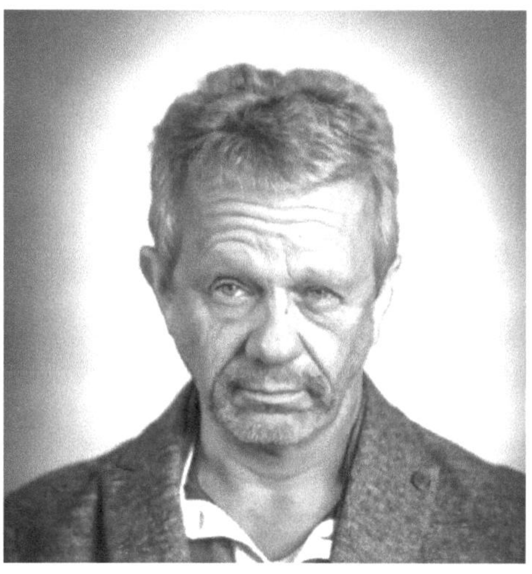

Zucker und zuckerähnliche Stoffe sind in vielen Produkten mit drin, auch da, wo er eigentlich nicht hingehört. Zum Beispiel in Wurst, Käse, Pizza und den meisten Fertigprodukten. Im Durchschnitt isst jeder Bundesbürger etwa 100 g Zucker oder zuckerhaltige Produkte am Tag. Das heißt also ca. 3.000 Gramm im Monat, im Jahresdurchschnitt etwa **37 Kilogramm** Zucker pro Person! Das ist eindeutig zu viel. Ein bisschen Zucker brauchen wir, um unser Gehirn zu versorgen. 20 Gramm am Tag würden allerdings ausreichen. Etwas besser als Industriezucker, der keine Nährstoffe mehr enthält und durch „sehr viel Raubbau“ am Körper neutralisiert werden muss, wie beschrieben. enthält ein Apfel - neben ausreichend Fruchtzucker und Pektin - auch noch Ballast- und andere gute Stoffe (nicht nur) für den Darm, damit dieser fit bleibt.

ZUCKER IM FOKUS

Bei einer Studie analysierten Forscher, ob der Zuckerverbrauch auch Einfluss auf das Erinnerungsvermögen von Ratten habe. Dazu trainierten sie die Ratten darauf, schnell durch ein Labyrinth hindurchzufinden. Sechs Wochen lang bekam die eine Gruppe der Ratten Limonade mit Zucker und die andere nicht. Das Ergebnis war, dass die Gruppe ohne Zucker die zuvor gelernte Aufgaben gut meisterte. Die Gruppe mit der Limonade schnitt im Vergleich schlechter ab. Im Durchschnitt brauchten sie doppelt so lange. Für die Forscher war das ein Hinweis darauf, dass der Zucker das Erinnerungsvermögen der Ratten beeinträchtigte. Ich kann mir gut vorstellen, dass viele der bei Tieren gewonnenen Erkenntnisse in gewisser Weise auch auf den menschlochen Organismus übertragbar sind. Der Mensch ist, was er isst.

Für mich ist eine holistische oder anthroposophische Ernährung empfehlenswert. Sie bezieht den ganzen Menschen mit ein und betrachtet die Dinge nicht getrennt voneinander. Durch eine abwechslungsreiche und individuelle Ernährung sind wir wohl am besten versorgt. Neben der Ernährung an sich, spielen Emotionen, der aktuelle Zustand des Körpers, die allgemeine Lebensweise sowie die Bewegungsfreude und psychische Stabilität eine große Rolle.

Was verstehen wir unter Zucker?

Unterschieden wird zwischen einfachen, zweifachen und mehrfachen Zuckern. Der Mehrfachzucker ist der wichtige und gesündere für uns. Chemisch gesehen besteht jeder Zucker aus Kohlenstoff, Sauerstoff und Wasserstoff, die zusammen die Obergruppe Zucker bilden. Zum Beispiel lautet die chemische Formel eines Einfach-Zucker Traubenzuckers: C6H12O6. Daneben gibt es Disaccharide und Polysaccharide, also Mehrfach-Zucker. Dazu zählen: Dextrin, Dextrose, Dicksaft, Fruchtextrakt, Fruchtpüree, Fruktose, Gerstenmalz, Glukose, Inulin, Joghurtpulver, Laktose, Milchpulver, Maltose, Malzextrakt, Molkenerzeugnis, Molkenpulver, Oligofruktose, Polyfruktose, Polydextrose und Saccharose. Bekannte Süßstoffe sind unter anderem Acesulfam, Aspertam-Salz, Acesulfam-K, Aspertam, Cyclamat, Saccharin, Stevioglykoside und Sucralose. Als Zuckeraustauschstoffe werden Erythrit, Isomalt, Maltit, Maltitol, Sorbit und Xylit verwendet.

Ich persönlich bevorzuge Xylit, Erythrit und Stevia zum Süßen. Sie sind die natürlichsten Zuckerersatzstoffe mit wenig oder ohne Kohlenhydrate, also ohne Kalorien oder Joule! Xylit und Erythrit sind perfekte Zuckeralternativen und von der Süßkraft her steht Xylit dem Zucker in nichts nach. Erythrit hat etwa 75% der Süße von gewöhnlichem Zucker. Beide Zuckeralternativen sind zahnfreundlich. Xylit wirkt sogar gegen Karies. Zudem ist der sogenannte Birkenzucker besonders wegen seines niedrigen Glykämischen Index (Gl) beliebt. Der GI sagt aus, wie schnell ein Lebensmittel den Blutzuckerspiegel ansteigen lässt. Je niedriger er ist, desto eher werden Heißhungerattacken verhindert. Xylit hat eine GI von 7-11, während der GI von Zucker bei 65 bis 100 liegt. Erythrit ist diesbezüglich allerdings der eindeutige Sieger, denn die Alternative für den weißen „Industriezucker“ hat einen GI von 0.

Wie Zucker gesetzlich defininiert ist:

- Zuckerfrei: Lebensmittel enthält nicht mehr als 0,5 g Zucker pro 100 g bzw. 100 ml. Die Information bezieht sich auf alle Mono- und Disaccharide, genauso wie der Gesamtzuckergehalt in der Nährwerttabelle der Lebensmittel. Es wird hierbei nicht unterschieden, ob der Zucker aus der Natur kommt oder zugesetzt ist.
- Zuckerarm: Feste Lebensmittel enthalten nicht mehr als 5 g Zucker pro 100 g und flüssige Lebensmittel 2,5 g Zucker pro 100 ml.
- Zuckerreduziert oder weniger Zucker: Das Lebensmittel enthält mindestens 30 % weniger Mono- und Disaccharide gegenüber vergleichbaren.

- Ohne Zuckerzusatz: Dem Lebensmittel dürfen keine Zutaten zum Süßen zugefügt werden, können aber von Natur aus Zucker enthalten.

Wie wirkt Zucker im Körper?

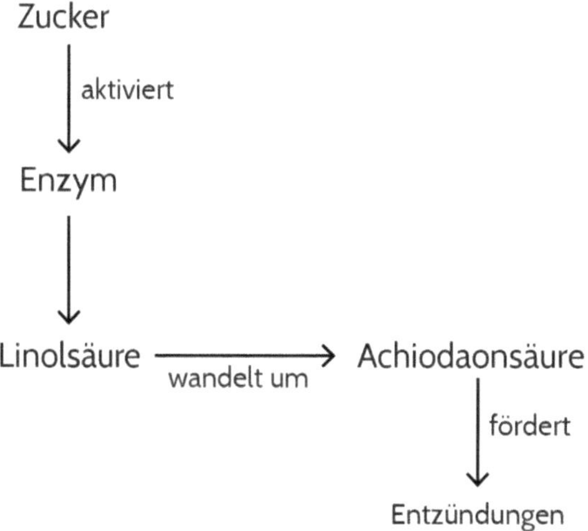

Zucker aktiviert - ein Enzym, dessen Funktion es ist, Linolsäure in Achiodaonsäure umzuwandeln. Diese fördert Entzündigungen. Dieses wurde bei meiner letzten BioScan-Analyse festgestellt. Ich liebe Süßes … Zucker aktiviert ein „Belohnungssystem" im Gehirn. Der süße Stoff bewirkt, dass Botenstoffe freigesetzt werden, die für das Wohlbefinden sorgen. „Experimente zeigen, dass vor allem die Kombination aus Zucker und Fett das Belohnungssystem effektiv anregt", sagt Prof. Susanne Klaus, Biologin am Deutschen Institut für Ernährungsforschung in Potsdam-Rehbrücke. Und da wir Menschen Belohnungen für unser seelisches Wohlbefinden brauchen, werden wir immer wieder zu Süßigkeiten oder etwas Vergleichbarem verführt, was uns froh stimmt. - Menschen mit einem „süßen Zahn" (trotz Zähneputzen) gehen abends oft müde ins Bett und wachen müde auf. Sie sind oft schlecht gelaunt, gereizt oder leiden unter Stimmungsschwankungen. Wenn sie nicht essen, fühlen sie sich beinah wie benommen. Warum ist das so? Egal, was die Werbung sagt, Zucker entzieht dem Körper Energie!

Der Verdauungstrakt

Wie funktioniert eigentlich eine gute Verdauung? In diesem Kapitel geht es um die Abläufe, die beim Essen im Körper stattfinden. Dabei greife ich bestimmte Aspekte aus den vorangegangenen Kapiteln bewusst nochmals auf.

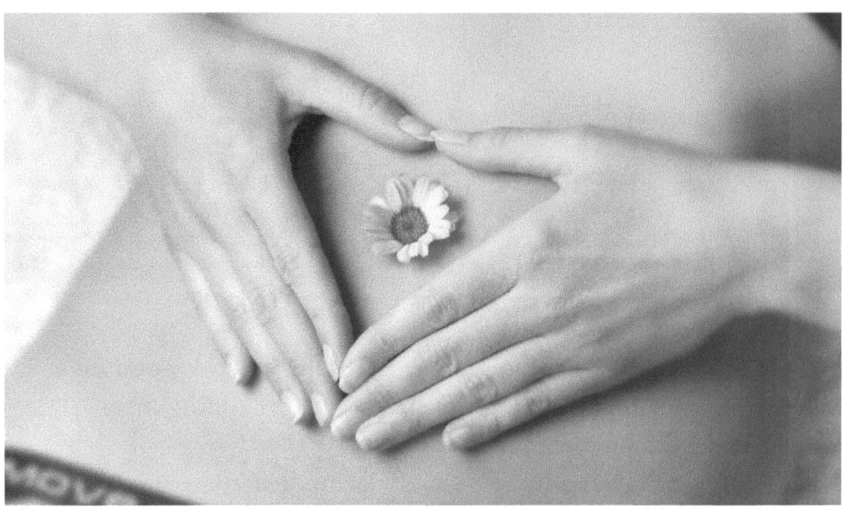

Unser Körper ist unglaublich intelligent! Im Laufe des Lebens verarbeitet unser Verdauungssystem etwa 30.000 Kilogramm feste Nahrung und 50.000 Liter Flüssigkeit. Pro Jahr im Durchschnitt 510 Kg feste Nahrung. Was für eine Höchstleistungsmaschine! Wir werden sie uns jetzt etwas genauer anschauen, um sie noch besser zu verstehen.

Wie funktioniert Essen eigentlich genau? Wenn unsere Augen (wir sind ja visuelle Menschen) die Lichtteilchen auffangen, die zum Beispiel von einem leckeren Stück Marzipan/Schokolade abprallen, treffen sie auf die Sehnerven der Augen und aktivieren sie. Diese leckere Information wird an das Gehirn gesendet und weitergeleitet.

Es wird der Speichelfluss in Gang gesetzt, uns läuft das Wasser im Mund zusammen. Der Magen schüttet in Vorfreude etwas Magensäure aus (pH-Wert von ca. 2 = sehr sauer). Auch die Riechnerven in der Nase transportieren einzelne Moleküle weiter. Sie docken an Rezeptoren an, die sozusagen als „Vorkoster" auswerten, ob die ankommende Nahrung „gut", „mäßig" oder „böse" ist.

Nun kommt der Mund zum Zuge. Der kräftigste Muskel unseres Körpers ist der Kiefermuskel und der beweglichste Muskel des Körpers ist die quergestreifte Zungenmuskel. Zusammen können die beiden gute Arbeit leisten, wenn wir sie nur lassen. Unser Zahnschmelz ist das härteste Material, welches der menschliche Körper selbst herstellen kann. Ein Backenzahn kann einen Druck von gut achtzig Kilogramm pro Quadratzentimeter aufbauen. Die Zunge schiebt die großen Stücke zwischen den kauenden Zähnen hin und her und dann zurück, bis sie klein genug zum Schlucken sind. Wenn es soweit ist, wird das Gaumendach bis zur Speiseröhre im Mund verriegelt, das Atmen hört auf und dann wird der Essensbrei in den Rachen gestoßen. Die optimale Abstimmung ist ein kleines Wunder, denn würde der Bereich sich nicht verschließen, könnten wir beim Essen erstickten. Auch die Stimmlippen verschließen sich für diesen Moment und wir können nicht mehr reden.

Mit einer kräftigen Welle wird das Essen in die Speiseröhre gedrückt; diesen Vorgang nennt man Peristaltik. Der ganze Prozess dauert etwa fünf bis zehn Sekunden. Die Speiseröhre bewegt sich beim Schlucken wie eine La-Ola-Welle. Sie öffnet und schließt sich, sodass nichts zurückrutschen kann. Dieser Vorgang kommt aus dem Inneren des Körpers und hat nichts mir der Schwerkraft zu tun. Meine Schüler und ich haben mal versucht, im Kopfstand einen Apfel zu Essen; es funktionierte.

Während die Peristaltik im ersten Drittel der Speiseröhre wirkt, lässt sich das untere Ende der Speiseröhre von den Bewegungsabläufen anstecken. Dort befindet sich ein ringförmiger Muskel, der sich von der Schluckbewegung anstecken lässt. Sobald der Mageneingang sich öffnet, können wir wieder atmen. Dieses Zusammenspiel üben wir schon im Mutterleib – wir schlucken täglich viele 100 Mal. Dabei setzen wir mehr als zwanzig Muskelpaare ein.

Der Magen ist sehr bewegungsfreundlich: Er dehnt sich und macht Platz für 400 – 800 Gramm Essen, das er sanft hin- und herschubst. Jetzt könnte es sein, dass wir zur Toilette müssen, da Platz für Neues gebraucht wird. Etwa eine Stunde ist der Magen damit beschäftigt, die Stücke in ca. 0,2 mm große Stücke zu zerlegen. Ein Steak schaukelt schon mal bis zu sechs Stunden im Magen. Wenn der Körper nicht so lange auf einen schnellen Blutzuckerschuss warten möchte, haben wir Appetit auf einen süßen Nachtisch.

Am Ausgang des Magens befindet sich der sogenannte Magenpförtner, der auch den Eingang zum Dünndarm markiert. Leichte Kost, die schon mit den Zähnen sehr gut zerkleinert wurde, ist für eine fitte Verdauung am besten. Ich empfehle Vollkornprodukte, Proteine und gesättigte Fettsäuren. Ein getoastetes Vollkornbrot zum Beispiel, mit vielen Körnern obendrauf, darauf einen Teil einer frischen Avocado, mit Chili und Zitrone würzen – Hammer lecker.

Der Dünndarm stößt die weitere Verdauung an. Wichtig sind Ballaststoffe, die den Darm reinigen (Leinsamen, Flohsamen, Haferkleie u.a.m.). Sie motivieren außerdem den peristaltischen Reflex und das Essen kommt schneller und geschmeidiger durch.

Sollte der Dünndarm etwas entdecken, was giftig für unseren Körper ist, müssen wir uns übergeben. Das ist ein sehr guter Selbstschutz. Der Dünndarm hält uns sauber und rein, wir hören das am Knurren, was ein gutes Zeichen ist. Zu empfehlen sind fünf Stunden Pause zwischen den Mahlzeiten und in jedem Fall eine wirklich ordentliche Vorarbeit durch das Kauen. Intervallfasten oder das Teilzeitfasten kann hier eine unterstützende Hilfe sein.

Der Dickdarm ist etwas gemütlicher bei der Verdauung, was auch gut so ist, da er erstens sehr effektiv die letzten Wirkstoffe aus dem Essen holt und zweitens die Darmbakterien genug Zeit haben möchten, um sich der unverdauten Arbeit anzunehmen. Drittens will der Körper seine ausgeliehenen Verdauungsflüssigkeiten zurückhaben. Es kann ein- bis dreimal Mal am Tag zum Stuhlgang kommen. Nur dreimal in der Woche ist auch noch in Ordnung, wenn dabei die Konsistenz stimmt. (Mehr dazu in der Bristol-Stuhlformen-Skala, die es seit 1997 gibt.)

Schlechte Bakterien erzeugen im Darm Histamine und das führt zu Flatulenz. Das sind Gase, die als Darmwinde oder Blähungen auftreten. Sollten wir zum Beispiel in Fett gebratene Hamburger essen, so werden diese Eiweiße und Kohlehydrate zu Zucker umgebaut und fördern somit eine vermehrte Gasbildung.

Meine Tipps:

Iss so viel, dass dein Magen zur Hälfte mit Nahrung gefüllt ist, ein Viertel mit Wasser und ein Viertel leer. Dann wirst du nach dem Essen nicht mehr diese große Müdigkeit verspüren.

Oder iss Trennkost.

Darmflora

Mineralien, Obst, Gemüse und Gewürze sind unsere Freunde.
Ein Werkzeug, das darüber hinaus zu einer guten Darmflora beiträgt, ist zudem, viele Ballaststoffe wie Haferkleie, Leinsamen, Flohsamenschalen und Ulmenrinde zu sich zu nehmen. Das kann einem Reizdarmsyndrom oder auch einer Weizenallergie vorbeugen oder sie schneller ausheilen lassen.

Rezept-Tipp:

Ingwer Shot
100 g geschälter Ingwer
1 Apfelsine (Saft)
1 Zitrone (Saft)
Apfelsaft naturtrüb
1 Esslöffel Kurkuma
½ Teelöffel schwarzer Pfeffer

Und so wird's gemacht: Ingwer schälen und zerkleinern (sehr klein). Die Apfelsine und die Zitrone auspressen. Ingwer, Apfelsinen- und Zitronensaft mischen. Dann durch ein Sieb geben. Kurkuma und Pfeffer in ein Gefäß/ eine Flasche geben (1 l). Den durchsiebten Saft zugeben und mit naturtrübem Apfelsaft auffüllen. (Im Kühlschrank aufbewahren.)

Generelle Tipps:

- Wenn es sich irgendwie vermeiden lässt, lieber keine Antibiotika nehmen. „Antibiotika" ist griechisch und bedeutet „gegen das Leben". Das heißt also, Antibiotika töten die guten und die schlechten Bakterien gleichermaßen.

- Lebensmittel-Intoleranzen, wie zum Beispiel gegen Weizen, Früchte, Milch, Salat und vieles mehr, können von einer Übersäuerung herführen. Daher wäre ein pH-Wert von 7,0 oder leicht basisch sehr wichtig, denn wenn dieser Wert unter 7,0 liegt, wird die Aufnahme von Kalzium im Darm negativ beeinflusst.
- Kalziumcitrat ist gut für uns, ebenso wie Aloe-Vera-Saft zur Linderung des Reizdarmsyndroms. Ein Schnapsglas pro Tag mit 18 wichtigen Aminosäuren findet sich in der Aloe Vera Pflanze.

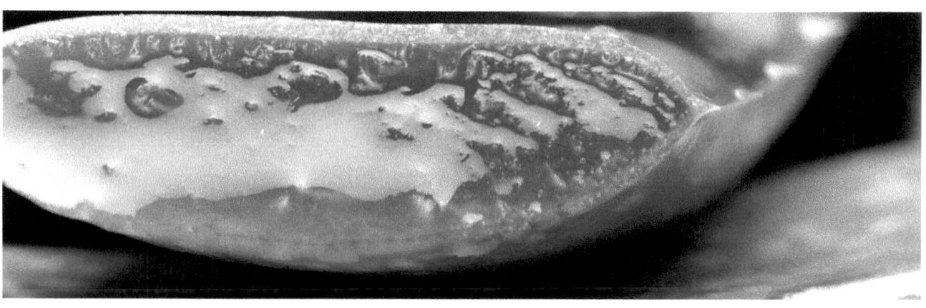

Was sind nun die Konsequenzen aus den Erkenntnissen bisher?

Gesund ist, was uns bekommt und uns fit macht. Eine gesunde Ernährung mit gesunder Kost ist heutzutage für viele Menschen immer wichtiger. Doch dies erfordert etwas Disziplin und auch neue Ideen. Das fängt schon morgens an, mit dem, was du am selben Tag, in der nächsten Woche und im nächsten Monat kochen und essen willst. Jeder weiß, dass wir auf Zucker und ungesundes Fett verzichten sollten. Viel wichtiger ist aber, dass wir alle Nährstoffe im optimalen Verhältnis zu uns nehmen. Andernfalls geraten Stoffwechsel und Körpergewicht in Gefahr.

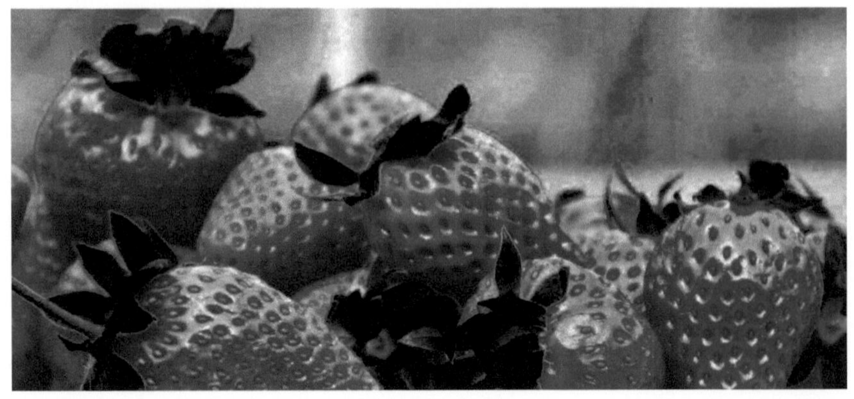

Mein Tipp:

Optimiere deine Ernährung auf deine Weise. Es gibt nicht die eine einzig wahre Ernährungsweise, die für alle richtig ist. Bei mir und vielen anderen Menschen beobachte ich, wenn einmal die Disziplin nachlässt, dass wir wieder zunehmen. Ab dem 30. Lebensjahr verlangsamt sich der Stoffwechsel, der Körperfettanteil hingegen steigt!

Achte darauf, dass du Gerichte mit so wenigen Zutaten und Zusatzstoffen wie möglich kaufst und zubereitest – wenn möglich sollten nicht mehr als fünf Zutaten auf der Rückseite auftauchen.

Warum Hafermilch?

Wenn du von Kuhmilch umsteigst auf Soja-, Hafer- oder Mandeldrink, tust du deinem Körper zusätzlich etwas Gutes.

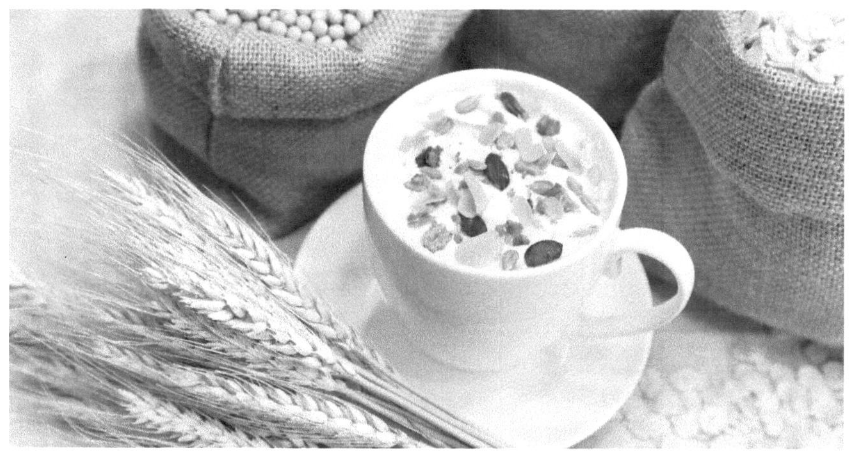

Das hochwertig pflanzliche Eiweiß in Soja- oder Hafermilch eignet sich als Proteinquelle und ist reich an wertvollen Aminosäuren. Das nahrhafte Eiweiß ist eine fettarme Alternative mit mildem Geschmack und auch für Vegetarier und Veganer bestens geeignet.

Warum Joghurt, Quark oder Skyr?

Joghurt, Quark oder Skyr enthält wertvolles Milchprotein (80%) und Molkenprotein (20%). Ein guter Joghurt ist reich an Calcium, Vitamin B12, Kalium, Folsäure und Biotin.

Eine für dich passende Ernährungsumstellung kann dir mehr Zufriedenheit, Glück und Gesundheit ermöglichen. Es gibt immer wieder neue Erkenntnisse aus der Welt der Wissenschaft ...

Ketogene Ernährung

Über die ketogene Ernährung wird gerade viel gesprochen. Sie ist vergleichbar mit der in den 80er Jahren sehr populären Atkinson-Diät. Auf Kohlenhydrate wird weitgehend verzichtet. Die Ernährungsform ist auch als „low-Carb"- oder „no-Carb"-Diät bekannt. Es werden andere Lebensmittel als die gewohnten empfohlen, wie zum Beispiel Mandelmehl, Sonnenblumenmehl, Kartoffelmehl und vieles andere mehr. Hochwertige Fette gehören ebenfalls zu den Empfehlungen. Auf Facebook gibt es zahlreiche Gruppen, die sich mit dieser Ernährungsweise beschäftigen. Falls es dich interessiert, schau doch dort einmal hinein.

Hier mein Lieblingsrezept für ketogene Brötchen.

- 250 Gramm Mozarella-Käse leicht erwärmen
- 100 Gramm Frischkäse
- Zwei Eier
- 200 Gramm Mandelmehl

Mit zwei Esslöffeln formst du auf einem Backblech Brötchen, bestreichst sie mit weicher Butter, bevor du sie mit leckeren Sonnenblumenkernen oder anderen Kernen bestreust. Anschließend backst du die Brötchen 15 min bei 150 Grad und 5 min bei 200 Grad. Hammerlecker!

Zusammenfassend kann gesagt werden, dass man in Zukunft bestimmt noch einiges mehr über die positiven Effekte der ketogenen Ernährung hören wird!

Meine fünf wichtigsten Ernährungstipps

Abwechslungsreich zu essen hält ge(h)sund und munter! Viel trinken macht dazu schlank und schön. Hier fünf, für mich generell besonders wichtige, Tipps in puncto gute Ernährung, die sich jeder zu Herzen nehmen sollte.

1. Weniger Salz – mehr Kräuter und Gewürze
2. Weniger tierische Produkte – mehr Gemüse und Vollkorn
3. Weniger Milchprodukte – mehr Soja-, Hafer- oder Mandeldrinks.
4. Weniger Süßes – weil das ein Vitaminräuber ist. Dunkle Schokolade ist in Ordnung. Wer gerne mal ein Stück Schokolade mit mind. 70 % Kakao zu sich nimmt, tut sogar etwas Gutes für sein Gehirn! Die Flavonoide im Kakao fördern die kognitive, endokrine und kardiovaskuläre Gesundheit.)
5. Weniger Fertigessen – koche selbst für dich und andere (beispielsweise mit Eiern, Rindfleisch, Brokkoli, Hähnchen/Huhn, Spinat und Blumenkohl).

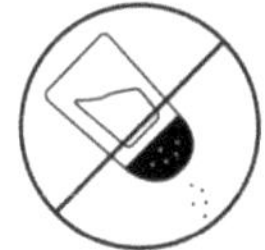 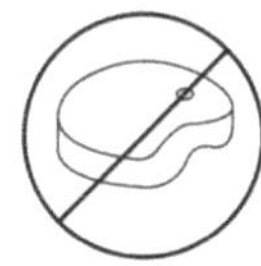 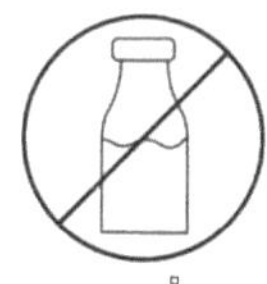 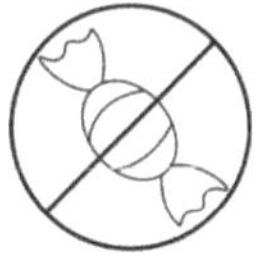 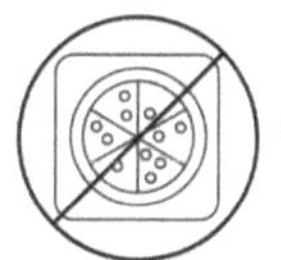

Beispielhafte regionale Küchen

Die beste Ernährung besteht aus einer großen Bandbreite an Variationen. Hier eine Auswahl dafür:

- An der Nord- und Ostsee kombiniert man gerne Salzwasserfische mit reichlich Gemüse und Obst. Außerdem Nüsse, Samen und Hülsenfrüchte … Dies ähnelt der mediterranen Ernährung, die auch auf der Insel Okinawa praktiziert wird. Hier leben die meisten gesunden 100-Jährigen!
- Die „Nordic Diät" besteht aus Lebensmitteln, die regional und saisonal zur Verfügung stehen.
- Die" französische Küche ist trotz vieler fettreicher Speisen auch reich an Obst- und Gemüse. Außerdem zeichnet sie sich durch den Verzehr kleinerer Portionen und dem Genuss von Rotwein (Proanthenol) aus. (Achtung: Alkohol ist ein Zellgift und sollte nur in Maßen zu sich genommen werden:)
- Die traditionelle westafrikanische Kost aus dem Tschad ist eine Mischung aus heimischen Früchten und Vollkornprodukten, sowie dem gelegentlichen Verzehr von im Freien gehaltenen Tieren. Anstelle von Salz werden Gewürze verwendet. Das Fleisch ist fettärmer und enthält mehr Omega-3- und Linolsäuren.
- Die Karibische Küche beinhaltet reichlich Früchte und Chili. Das in letzterem enthaltene Capsaicin macht gute Laune (siehe Kapitel „Gute Laune mit den richtigen Lebensmitteln). Mit einem hohen Anteil an Wurzel- und Knollengemüse ist zudem für viele Ballaststoffe gesorgt.

Neben einem bewussten Sozialverhalten ist bei den Mahlzeiten auch noch die Portionsgröße wichtig, um Langlebigkeit und den besten Gesundheitsstatus zu erreichen. Weniger bedeutet oft mehr Wohlbefinden. Vergiss nicht, langsam und achtsam zu essen sowie gut zu kauen, um deine Verdauung bestmöglich zu unterstützen.

Leerer Magen, langes Leben? Nicht ganz. Auf die Sirtuine kommt es an! Sirtuine sind zellschützende Enzyme. Aktiviert werden sie, sobald der Magen für einige Stunden leer bleibt. Für deinen Körper ist dies zunächst einmal ein "Stress-Zustand", auf den er jedoch äußerst positiv reagiert: Er beginnt damit, Zellen zu reparieren! DNA-Schäden werden behoben und die Zell-Alterung stoppt. Du kannst lernen, die faszinierende Wirkung von Sirtuinen auf einfache Art und Weise täglich anzukurbeln. Eine sogenannte „Sirt"-Diät kurbelt den Stoffwechsel an und kann auch das Abnehmen beschleunigen. Es gibt viele gute Gründe, um sich aufmerksam um diese "Wunder-Enzyme" zu kümmern. Sie unterstützen ein gesundes Abnehmen ohne Jo-Jo-Effekt – sogar dann, wenn Intervallfasten überhaupt nicht dein Ding ist!

Das Wartungs- und Abnehm-Programm der Sirtuine kannst du ganz leicht über deine Ernährungsweise ankurbeln. Dafür brauchst du auf der einen Seite mehr Sirtuin-aktivierende Substanzen, die in allen Pflanzen, Kräutern und Gewürzen vorkommen. Äpfel, Auberginen, Brokkoli, Chilischoten, Grünkohl, Grüner Tee, dunkle Schokolade, Beeren, Kurkuma, Rucola, Kakao, Soja, Tomaten, Knoblauch, Oliven, Petersilie, Basilikum, Wildkräuter, Weintrauben, Zitrusfrüchte, Zwiebeln, Ingwer oder Nüsse – du hast die Wahl. Auf der anderen Seite, braucht es Zeiten, in denen du nichts isst, damit das System „anspringen" kann. Sirt-food entfaltet seine Wirkung über sekundäre Pflanzenstoffe. Das sind Stoffe, die quasi das Immunsystem der Pflanze bilden. Wie du weißt, befinden sich heute allerdings viel weniger Vitamine und sekundäre Pflanzenstoffe in den Lebensmitteln als früher. Das betrifft natürlich auch die Menge der Sirtuin-aktivierenden Stoffe. Aus diesem Grund empfehle ich meinen Patienten neben Bewegung, Intervallfasten und einer pflanzlichen Ernährung hochwertige Nahrungsergänzungsmittel.

Schlechte Angewohnheiten

Es gibt in Deutschland über 1.500 Restaurants mit der goldenen Möwe und mehr als 700 von dem King. Aber was noch viel schlimmer ist: es gibt über 30.000 Bäckereien – und die sind „Weißmehl Dealer". Ja, die naturbelassenen Nahrungsmittel sind leider fast vollständig vom Speiseplan verschwunden und stattdessen hat sich der amerikanische Fast-Food-Stil eingebürgert. Mit fett- , zucker- und salzhaltigen Produkten.

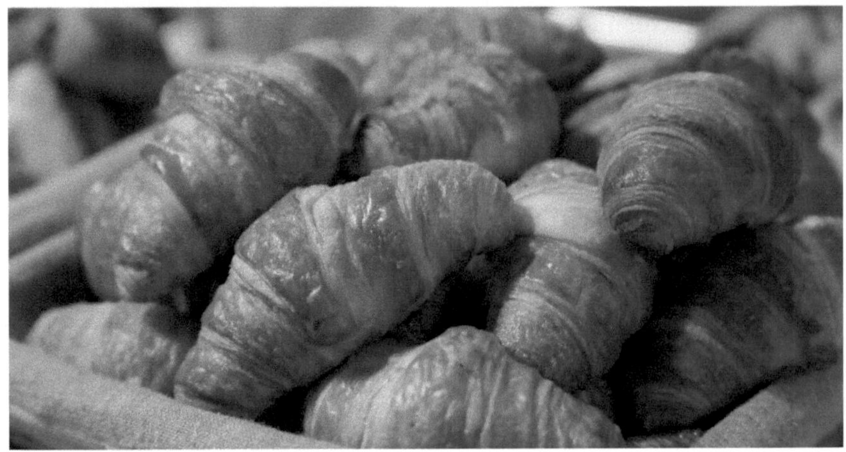

Leider liegen Fertigmahlzeiten (Fast Food) im Trend. Jeder von uns nimmt im Laufe des Jahres gut vierzig Kilogramm davon zu sich. Vermeide Fast Food! Dein Körper braucht 47 verschiedene Nährstoffe, damit er gut funktionieren kann. Wenn du dich zum Beispiel viel bewegst und denkst, brauchst du mehr Magnesium.

Hochwertige Eiweißshakes sind lecker und geben dir dann Energie. Du kannst auch ruhig ein bis zwei Mal in der Woche richtig viel essen, damit dein Motor nicht auf Sparflamme kocht. Je weniger du isst, desto weniger verbrennst du.

Unsere Leber reinigt alle zwanzig Minuten das Blut. Das bewirkt eine tolle Gesundheit und eine schöne Ausstrahlung. Zum Vergleich: Deine Haut erneuert sich alle 35 Tage! Nach vier Jahren ist bei der Leber eine Gesamtreinigung dran. Dein Körper stellt neue Zellen aus dem her, was du zu dir nimmst. Was du isst, wird sozusagen zu dir. Du hast die Wahl!

Wie du Heißhunger -Attacken überwindest

– Wenn du Heißhunger auf Schokolade hast, dann fehlt dir eventuell Magnesium; dann solltest du Nüsse, Samen und Hülsenfrüchte essen oder Vitamin D zur dir nehmen. Ein Spaziergang in der Mittagszeit kann auch Wunder wirken. Außerdem empfehle ich dir, mehr frisches Obst, Gemüse, Proteine und Kartoffeln zu dir zu nehmen.

– Wenn du Heißhunger auf Brot, Nudeln und Kohlehydrate hast, fehlen dir vermutlich Proteine. Dann solltest du proteinreiche Nahrung wie, Fleisch, Fisch oder Nüsse zu dir nehmen.

– Wenn du Heißhunger auf fettreiches Essen hast, fehlt dir vielleicht Calcium. Dann solltest du grünes Blattgemüse oder Milch- und Käseprodukte zu dir nehmen.

– Solltest du Heißhunger auf salziges Essen haben, fehlen dir vermutlich Chloride und Silicium. Dann solltest du Fisch, Ziegenmilch, Nüsse und Samen zu dir nehmen.

– Wenn du dann immer noch Hunger hast, fehlt dir eventuell Tryptophan und Tyrosin. Dann solltest du Brie, Camembert, Erbsen, Soja und Erdnüsse, am besten ohne Salz, zu dir nehmen.

Gesundheit bekommt man nicht im Handel, sondern nur durch Lebenswandel
– Sebastian Kneipp –

Nahrungsmittelunverträglichkeiten

Bei besonders langanhaltenden und wiederkehrenden Bauchschmerzen stellt sich die Frage, ob die körperlichen Symptome nicht auch psychische Ursachen haben könnten. Häufig hängt beides zusammen. Wenn man - neben dem Gang zum Arzt, um organische Ursachen ausschließen zu lassen - den Beschwerden auf den Grund gehen will, kann man sich fragen, ob die Schmerzen im Bauch Ausdruck von Stress oder seelischen Nöten sind. Es gibt ein ganzes Spektrum möglicher Ursachen, die es zu prüfen gilt. Es könnte natürlich auch ein Verdacht auf eine Blinddarmentzündung sein, oder eine schwere Verstopfung vorliegen? Wenn eine Diät, der Verzicht auf Süßigkeiten und stopfende Nahrungsmittel, keine Wirkung erzielen, muss weiter geforscht werden.

Über eine Blutentnahme kann eine Zöliakie, im Volksmund „Glutenunverträglichkeit", festgestellt werden; erkennbar ist diese auch an typischen Zeichen wie Blähbauch, starkem Durchfall und Gewichtsverlust. Wenn eine Zöliakie vorliegt, sollte wirklich auf Lebensmittel, die Gluten (Klebeeiweiß) enthalten, verzichtet werden. Das wird nicht einfach, ist aber machbar und dir wird es bald wieder viel besser gehen.

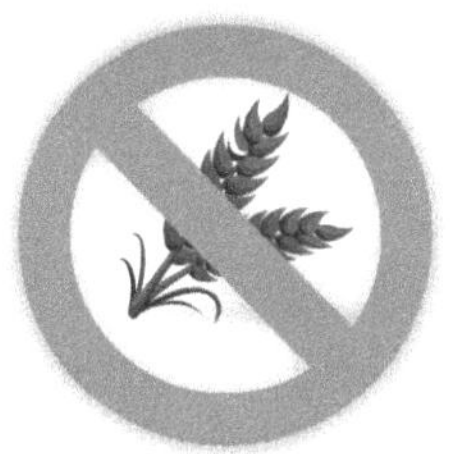

Ein Freund der Familie backt sein Brot selbst mit glutenfreiem Mehl. Seitdem sind seine Bauchschmerzen verschwunden. Gluten ist das in Getreide enthaltene Klebereiweiß und dieses kann in der Dünndarmschleimhaut Entzündungen auslösen: Der Körper nimmt wichtige Nährstoffe nicht mehr auf! Spezielle glutenfreie Brötchen gibt es im Reformhaus. Dort gibt es auch selbst gebackenen Kuchen ohne Gluten. Die wesentlichen Nahrungsmittelintoleranzen sind die gegen Kuhmilcheiweiß, Weizeneiweiß und besagtes Gluten. Alle anderen Überreaktionen auf Nahrungsmittel sind in der Regel Folgeerscheinungen dieser drei Intoleranzen.

Du willst noch mehr tun, um ge(h)sund und munter zu sein?

Mein Tipp:

Iss mehr von folgenden Lebensmitteln. Sie unterstützen den Tryptophan-Stoffwechsel und helfen so dem Organismus, die Serotonin Produktion (unser fröhlich machendes Hormon) anzukurbeln: Algen, Amarant, Bananen, Cashewnüsse, Eier, Fisch, Ginseng, Hafer, Hefe, Hirse, Käse, Kokosöl, Kürbiskerne, Leinsamen, Mandeln, Milch, Nüsse, Pilze, Quinoa, Soja und Sesam.

Zwischenfazit

Zweifellos ermöglicht die heutige Medizin in den westlichen Industrienationen ein höheres Lebensalter aufgrund medizinischer Fortschritte und einen höheren Lebensstandard. Aber wir sind weiterhin selbst sehr maßgeblich verantwortlich für die Qualität unsere Lebensjahre. Es gibt noch keine Pille, die dafür sorgt, dass wir fit und gesund bleiben. Jede einzelne Gemüseportion, jedes Obststück, jede Bewegung und jede Ressource, der wir uns bedienen, trägt dazu bei, unseren Körper und unseren Geist fit zu halten. Wenn es noch keinen Impfstoff oder zugelassene spezielle Medikamente für eine Krankheit gibt, liegt die Lösung in unserem Körper selbst. Fest eingebaut in den menschlichen Organismus ist ein Reparatur-Prozess, mit dem sich unser Körper bis in die kleinste Zell-Einheit erneuern kann. Autophagie nennen Wissenschaftler diese zelluläre Müllabfuhr, für deren Erforschung 2017 der Medizin-Nobelpreis verliehen wurde.

Zwei Dinge sind mir sehr wichtig klarzustellen:

Zum einen: Ich bin auch kein Held und schaffe auch nicht immer alles zu beherzigen, was ich denke, ausspreche oder empfehle. Aber ich möchte für mich persönlich so gut, intensiv und vor allem so lange wie möglich ge(h)sund und munter weiterleben. Zum anderen: Noch wichtiger, als mein persönliches Wohlbefinden, ist mir, dass ich all mein Wissen und meine Erkenntnisse an andere Menschen weitergeben kann, damit auch sie ein glückliches und schönes Leben führen dürfen. Was mich heute bewegt und weiterschreiben lässt, sind die kleinen Tipps, Tricks und Einstellungen, die mir selbst sehr geholfen haben. Schreiben, und sich selbst immer weiterzubilden, ist eine besondere „Medizin".

Achtsamkeit und SUP-Yoga

Meditation ist der Moment zwischen dem Ein- und Ausatmen, die Pause zwischen den Gedanken. Ein Zustand des Nicht-Denkens, der reinen Präsenz und des absoluten Bewusstseins ... Achtsamkeit ist ein wichtiges Thema für alle Lebenslagen. Deswegen widme ich ihr, und insbesondere dem Yoga, ein eigenes Kapitel in diesem Buch.

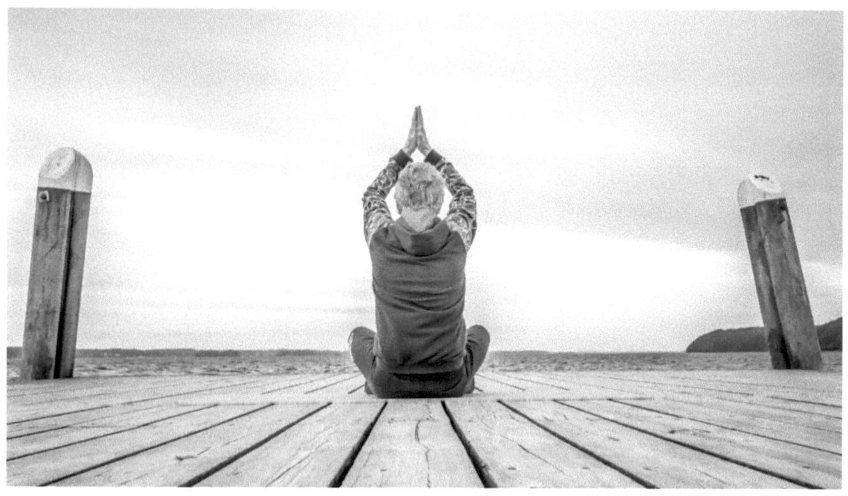

Eine Übung vorab:

Du sitzt entspannt mit offenen oder geschlossenen Augen. Deine Hände legst du sanft auf deinen Oberschenkeln ab und konzentrierst dich allein auf deine Atmung. Du atmest tief durch deine Nase ein und durch deine Mund wieder aus. Du fühlst, wie sich dein Brustkorb hebt und senkt. Du fühlst, wie sich deine Bauchdecke ebenfalls hebt und senkt. Dann legst du deine Ellenbogen auf deine Knie ab und lässt gleichzeitig deinen Kopf sinken. Du konzentrierst dich weiter auf deine Atmung. Das machst du zwei bis vier Minuten und kehrst dann voller Energie und Power zurück in den Tag.

Was versteht man eigentlich unter Yoga?

Yoga ist Körperbewusstsein, Gymnastik, Fitness, Lifestyle, Einheit von Körper und Geist, Achtsamkeit, Meditation, Akzeptanz, Disziplin, Askese, Befreiung und tiefe Versenkung. Yoga ist eine körperliche und geistige Aktivität, deren Ziel es ist, den Körper und die Seele durch Atemübungen (Pranayama) und körperliche Haltungen (Asanas) in schwingenden Einklang zu bringen.

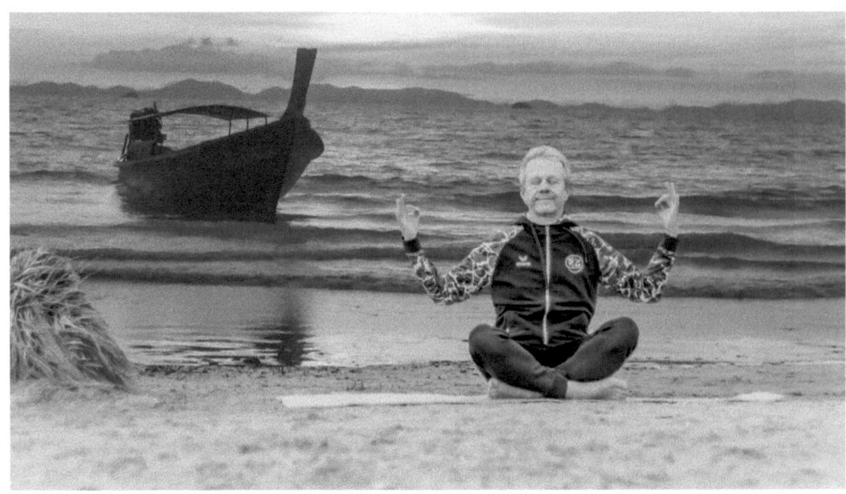

Es gibt sehr viele verschiedene Varianten von Yoga. Yoga kann sanft oder kraftvoll ausgeführt werden: Vinyasa, Iyengar, Ashtanga, Faszien-Yoga, Yogilates und Power-Yoga. Viele Formen haben sich entwickelt. Einige sind besonders für diejenigen, die andere Sportarten ausüben, bei der Konzentration, Gelenkigkeit, Ausdauer und Widerstand gefordert sind. Sogar manche Leistungssportler, sind davon fasziniert, wie sie durch Yoga ihre Energie steigern und Stress abbauen können.Yoga ist eine sehr gute Ergänzung zu anderen sportlichen Aktivitäten. Sanfter ausgeübte Formen nennen sich z. B. Yin-Yoga, Benefit-, Detox &Relax- oder Rückenfit-Yoga.

Was sind die großen Vorteile von Yoga?

Yoga ist bei uns im Westen eine sportliche Aktivität, die uns hilft, in unserem gestressten und schnellen Alltag wieder Ruhe und Gelassenheit einkehren zu lassen. Du fühlst dich körperlich wohler, gelenkiger, deine Muskeln werden gestärkt. Durch den Stressabbau hast du einen besseren Schlaf und deine Konzentration wird gesteigert. Die verschiedenen Haltungen vereinigen Körper und Seele, dank der Atemarbeit. Yoga ist eine kostbare Zeit mit dir selbst. Es ist ein geschenkter Moment, um dich zu entspannen, aber auch um zu lernen, mehr Ruhe in deinen Alltag zu bringen. Yoga definiert die Muskeln und stärkt den Körper ganzheitlich. Durch die Wiederholungen der Haltungen, regelmäßiges Training und die Kontrolle über die Atmung gewinnst du mehr Geschmeidigkeit.

Die Haupthaltungen im Yoga

Beim Yoga wird hauptsächlich die Wirbelsäule in alle Richtungen bewegt. Und zwar mit den acht Asana-Familien. Die Asanas sind in allen Yoga-Typen wiederzufinden. Yoga ist etwas, was die Menschen zusammenbringt. Es regt die Kreativität an, ist deeskalierend – und damit auch politisch - als ein Weg zu Gleichmut, Gelassenheit und Balance. Yoga ist Bewegung von Punkt A nach B – und wenn wir dann bei Punkt B angekommen sind, wird das unser neuer Punkt A und so weiter. Yoga ist aber auch das Beruhigen des Denkens. Der Gegenpol zum Multitasking! Beim Yoga finden wir Ruhe und können gleichzeitig Energie tanken ... Durch die Übungen (Asanas) unterstützt uns Yoga dabei, den täglichen Anforderungen mit Liebe und Geduld zu begegnen. Yoga ist auch die Freude an Ruhe, ein Ausgleich zum Sitzen. Es ist ein Weg zurück zu dir selbst, in deine Selbst-Wahrnehmung. Du kommst dir selbst wieder nahe. Yoga ist ein Weg zur Mitte und zum wahren Wesen. Denn:

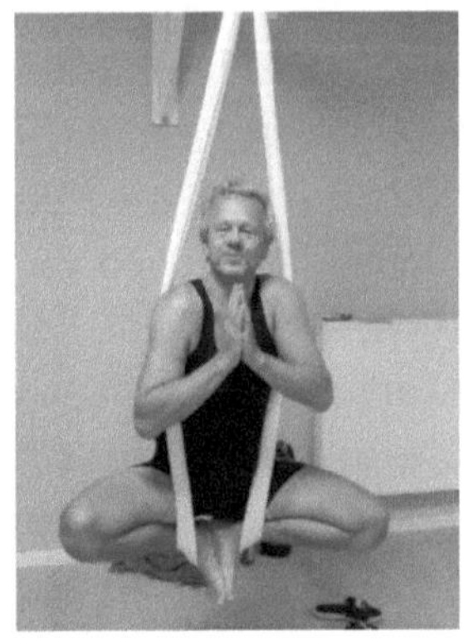

So wie etwa dein Bauch dein Wohlbefinden beeinflusst und der Kopf gerne Stress macht, kümmert sich dein Rücken um dein Selbstbewusstsein. Ein gesenkter Kopf, hängende Schultern oder eine krumme Haltung suggerieren nicht nur fehlende Energie, sie können auch diese Gefühle auslösen. Ein gerader Rücken und eine aufrechte Haltung dagegen strahlen Energie, Stärke und Selbstbewusstsein aus, – und werden dich das auch fühlen lassen!

Meditation

Die positive Wirkung von Meditation wird heute medizinisch erforscht. Psychiater, Neurologen und Molekularbiologen wie Jon Kabat-Zinn haben eine Reihe positiver Auswirkungen des Meditierens auf die Funktion des menschlichen Gehirns und Organismus beobachtet. Dank neuer neurowissenschaftlicher Erkenntnisse haben Meditationstechniken in Europa und den USA auch Einzug in den Krankenhausalltag gehalten. Sie werden begleitend bei der Behandlung verschiedener Krankheiten, wie

Depressionen, Angststörungen oder auch bei chronischen Erkrankungen, erfolgreich gegen Schmerzen eingesetzt.

Psychiater, Neurologen und Molekularbiologen wie Jon Kabat-Zinn haben eine Reihe positiver Auswirkungen des Meditierens auf die Funktion des menschlichen Gehirns und Organismus beobachtet. Wie aber kann der Geist den Körper beeinflussen? Forscher beginnen erst langsam, die biologischen Mechanismen zu verstehen, die dabei eine Rolle spielen (besondere Menschen spüren und fühlen das). Durch regelmäßiges Meditieren lassen sich Gefühle besser regulieren, was wiederum dazu führt, dass die schädliche Wirkung von Stresshormonen auf unser Immunsystem vermindert wird. Auf diese Weise, so der derzeitige Forschungsstand, ist die Meditation in der Lage, entzündliche Erkrankungen, Abwehrkräfte und sogar die Zellalterung positiv zu beeinflussen. Außerdem verändert Meditieren nachweisbar die Hirnareale und verlangsamt möglicherweise die Hirnalterung. In der Neurobiologie gibt es verschiedene wissenschaftliche Experimente, welche die komplexen physiologischen Zusammenhänge erläutern sowie die Zusammenhänge des meditierenden Gehirns und Organismus mit der heute angewendeten Medizin. Gemeinsam helfen sie uns, ge(h)sünder und munterer zu bleiben, oder zu werden. (Vgl. *www.yogaeasy.de/artikel/die-neurobiologie-weiss-meditation-heilt).*

Mantra

Das wohl bekannteste Mantra - ein sich wiederholender Wortlaut - lautet: Om mani padme hum. Vier Silben, die den Geist für Liebe und Mitgefühl öffnen und zur Selbsterkenntnis führen. Dieses Mantra stammt aus dem Sanskrit und dem Wort Om kommt die größte Bedeutung zu. Eine sehr bekannte Sängerin, die dieses Mantra interpretiert hat, ist Deva Premal.

Das „ Gayatri Mantra“:
Om bhür bhuvah svaha
tat savitür vareniym –
bhargo devesya dhimahi –
dhiyo yo nah pracodayat ...

Das Mantra, welches Deva Premal so schön singt, habe ich mit meinen eigenen Worten versucht zu übersetzten, da mir dieses Mantra, diese schöne Musik (auf YouTube.com hör- und sehbar) so viel Ruhe und Gelassenheit gibt. Daher ist es mir sehr wichtig, dass die Menschen mit der Lichtenergie vertrauter werden. Es bedeutet in etwa so viel wie:

„Wir meditieren über den Glanz und die Strahlen der Sonne und der höchsten göttlichen Wirklichkeit. Möge uns diese Quelle erleuchten und damit die absolute Wahrheit erfahren“.

Das „dritte“ Auge aktivieren

Was gibt dir Energie? Das sogenannte „dritte Auge“ befindet sich genau zwischen den Augenbrauen, wo die Nase zur Stirn übergeht. Drücke den Punkt in kleinen Kreisen eine Minute lang. Ist dieses Energiezentrum aktiviert, fühlen wir uns sofort jünger, lebendiger und voller Tatenkraft.

Es gibt beim Meditieren verschiedene Arten des Sitzens: Den Lotus-Sitz, den Burmesischen Sitz zum Wohlfühlen und den Schneidersitz. Oder sitze einfach so, wie du es kannst und es als angenehm empfindest.

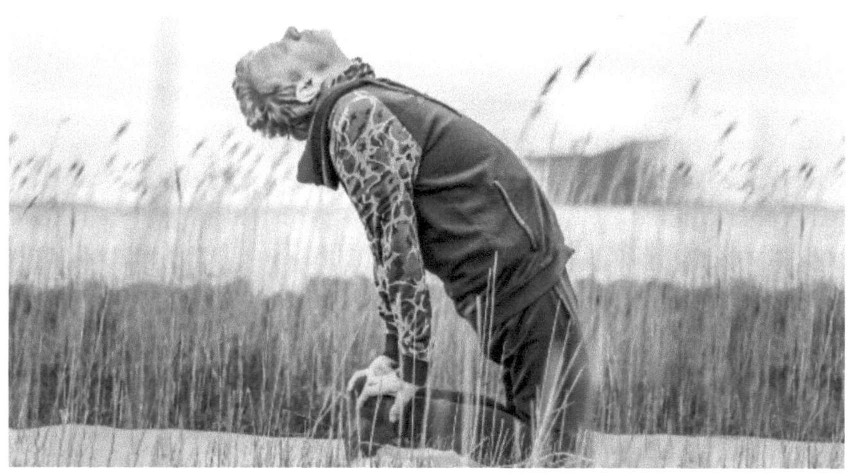

Der Autor im März am Strand von Solitüde

Asanas oder Körperübungen

Bitte stelle bei allen Übungen sicher, dass dein aktueller Gesundheitszustand auch die Bewegung zulässt. Ziehe ggf. einen Arzt zu Rate.

Tadasana – der Berg

Wie starte ich?

Mit dem Lockern der Füße im Stehen. Auf den Zehenspitzen abwechselnd nach außen und innen drehen, kreisen und belasten. Die Knie rotieren nach außen und innen. Die Hüfte geschmeidig machen. Die Schultern lockern und die Arme nach oben dehnen, langsam, erst allein für sich, dann mit bewusstem Atem. Und Nachspüren. Nach oben dehnen zum Tadasana (der Berg).

Uttasana – die Vorbeuge

Die Beckenschaufeln kippen nach vorne in ein leichtes Hohlkreuz. Dann nach oben kippen. Wie eine Klangschale nach hinten kippen. Nach vorne beugen mit und ohne Atem. Nach hinten beugen, aber mit aufgerichteter Hüfte und dabei den Bauchnabel zur Wirbelsäule hin einsaugen. Nach hinten beugen, ohne ins Hohlkreuz zu fallen. Eventuell den sogenannten Rückenverschluss (Pobacken anspannen). Danach mit leichter Schrittstellung nach vorne dehnen. Dies ist Uttasana (die Vorbeuge), die Gegenbewegung oder Ausgleichsbewegung zum Berg.

Was willst du erreichen?
Gesundheit und Geschmeidigkeit.

Wie erreichst du das?
Hier meine Kraftliste für positive Gedanken:

Ich bin immer begleitet und beschützt.
Ich habe alles, was ich brauche.
Alles geschieht zu meinem Besten.
Ich bin gesund und voller Lebenskraft.
Ich bin voller Liebe und teile diese auch.
Ich bin im Frieden und die Welt ist es auch.
Ich liebe das Leben
Und das Leben liebt mich :)

Des Weiteren kannst du schauen, ob dir folgende Sätze für bewusstes Wahrnehmen, Achtsamkeit und Gegenwärtigkeit im Alltag dienen:

1. MINIMALISMUS
Lasse nur an deinem Leben teilhaben, was dir guttut. Menschen, Gegenstände, Gedanken und Gespräche, die dich belasten, darfst du getrost wie Wolken an dir vorbeiziehen lassen. Von allem, was dich nicht weiterbringt, was dich belastet oder was dir nicht behilflich ist, darfst du dich jederzeit trennen. Durch diese minimalistische Achtsamkeit wirst du schnell feststellen, dass du dir selbst genug bist.

2. IN-DICH-HINEIN-LÄCHELN
Es gibt Muskeln im Körper, deren Anspannung sofort zur achtsamen Entspannung führt. Die Rede ist von den Muskeln, die du zum Lächeln brauchst: Setze einmal bitte nur für dich alleine ein Lächeln auf. Folge dem Verlauf des Lächelns. Spüre, wie die Anspannung der Muskeln um deinen Mund herum dazu führt, dass sich automatisch Anspannungen in deinem Halsbereich lösen. Spüre weiter, wie diese Entspannung als eine kleine Welle durch deinen Körper gleitet: Dein Lächeln setzt sich durch alle Körperteile fort. Lächle so oft du kannst in dich hinein.

3. LÜGEN
Lügen belasten das Gewissen. Wahrheit befreit. Sagt man.

4. FREIHEIT
Ein Mensch, der dauernd tut, was er will, ist nicht frei. Allein die Vorstellung dauernd etwas tun zu müssen hält gefangen. Nur ein Mensch, der einfach mal nicht tut, was er nicht will, ist frei.

5. ATMEN
Der Atem verbindet unseren Körper mit unserer Seele. Solange wir leben, atmen wir. Solange wir atmen, leben wir. Im Atmen können wir Zuflucht nehmen. Wenn wir uns auf den Atem konzentrieren, konzentrieren wir uns auf die Verbindung von Körper und Geis. Mit dem Atem können wir den Einfluss negativer Emotionen auf beiden Ebenen beruhigen.

6. Digitales FASTEN
Dein Handy und deinen Computer bewusst auszuschalten, ist schon einmal ein schöner Zwischenschritt. Das Ziel sollte jedoch sein, das Handy und den Computer nur noch bewusst einzuschalten.

7. Die innere WELT des Gegenübers
Richte deine Aufmerksamkeit nicht auf das, was dein Gegenüber sagt, sondern auf das, was dein gegenüber sagen will. Das, was du hörst, ist nur das Echo der inneren Welt. Sobald du nicht mehr nur hinhörst, sondern auch hinfühlst, entpuppt sich so manche Beleidigung als Hilfeschrei.

Finde die Schönheit in dir selbst
wie ein Bildhauer.
– Platon –

Generelle Vorteile des Yoga

Yoga ist fast überall möglich. Bei jeder Übung wirst du bemerken, dass es zwei Seiten gibt: die eine ist Gold und die andere Silber, wie bei einer Medaille. Oder anders ausgedrückt: wir haben eine gute Seite und eine besonders gute Seite. Im Yoga geht es darum, frei von belastenden Gedanken zu werden. Mit der Klangschale aus verschiedenen Metallen gelingt uns das. Die Klangschale ist ein Symbol für uns selbst: Wenn sie festgehalten wird, kann sie nicht klingen. Uns geht es ähnlich, wir können uns nicht richtig entfalten, wenn wir festgehalten werden.

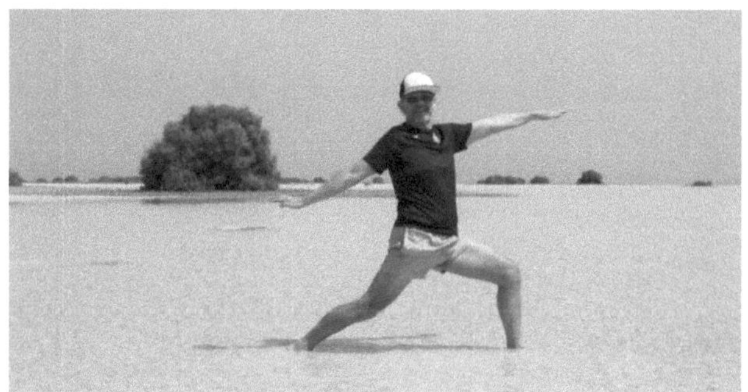

Der Autor in Afrika

Die Beziehung zu unserem Körper ist sehr wichtig. Der Volksmund sagt ja auch: „wie jemand leibt und lebt." Hast du deinen Körper schon mal um Verzeihung oder Vergebung gebeten? Welches Gute hast du ihm noch nicht gegeben? Wie gehst du mit diesem Gefährten um? Hörst du ihm noch zu? ...

Der Körper ist der Kreuzungspunkt unseres Denkens, die moderne Wissenschaft spricht auch von einem Zellgedächtnis. Alles ist gespeichert: das Gute und das Schlechte, dies spiegelt sich in unserer Stimme, Haltung, Sprache und Mimik wider. Yoga kann, hier als Übungsweg, den Körper, den Geist und die Seele erfrischen.

SUP-Yoga

Wenn ich SUP-Yoga am Strand der Flensburger Förde unterrichte, genießen die Teilnehmer die Dehnung im Körper. Jede Wiederholung dient dazu, mehr Stabilität zu finden.

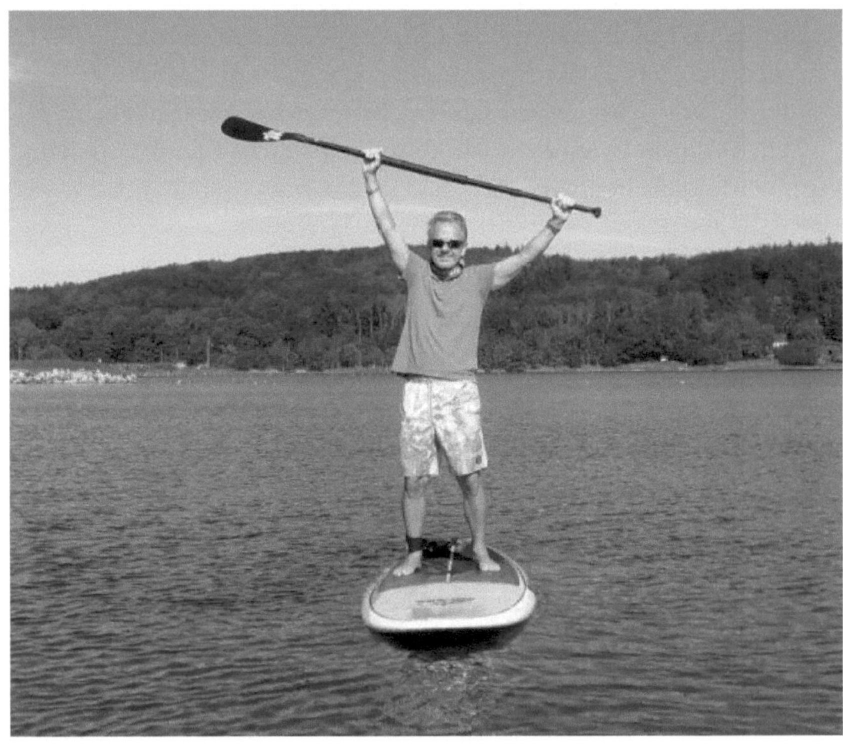

Der Autor zsichen Dänemark und Deutschland

SUP – Stand Up Paddeling oder auch „Schönes Unvergessliches Paddeln" ist eine Trendsportart im Freien. Der Sport wird auf dem fließenden Element Wasser ausgeübt und ist aus dem Surf Sport entstanden. SUP beinhaltet viele verschiedene Arten der Bewegung. Der Oberkörper ist beim Wechseln ständig in Arbeit. Auch der untere Muskelbereich wird sehr stark gefordert, weil du ständig dein

Gleichgewicht halten musst. Viele, viele kleine Stellmuskeln in der Tiefenmuskulatur werden so trainiert. Daher wird dieser Sport auch von Physiotherapeuten für therapeutische Maßnahmen empfohlen. Du verbrauchst dabei ebenso viele Kalorien wie beim Joggen. Nur, dass du dich auf dem Wasser befindest. Du bist an der frischen Luft und kannst mit der richtigen Ausrüstung diesen Sport das ganze Jahr betreiben. Eine Steigerung dieses Sportes ist immer möglich – Technikschulung, Touren an Bächen und Seen, „Downwinder", Wettbewerbe und SUP-Yoga (siehe Bild).

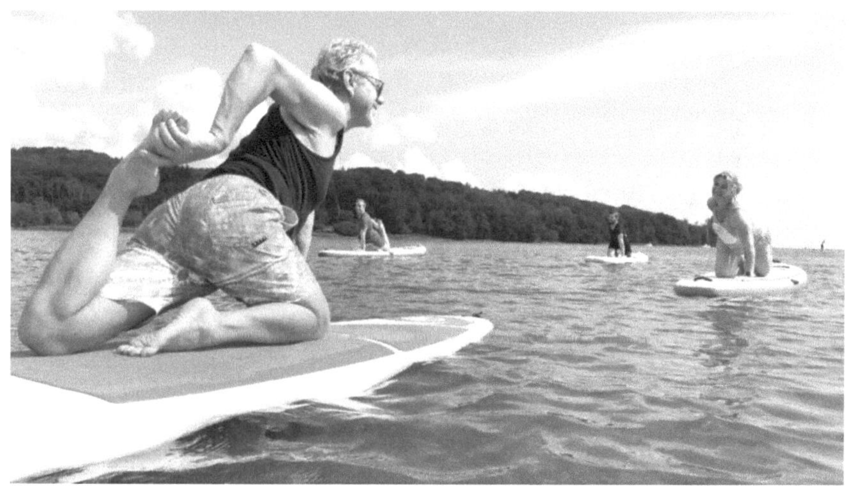

Bewegung ist Leben

Weitere Übungen für die Wirbelsäule

Nun möchte ich dir noch einige Bewegungen der Wirbelsäule näherbringen. Yoga ist sehr gesund für den Rücken. Der Katzenbuckel oder das Kamel wirken oft Wunder. Auch der Schlaf wird verbessert durch Yoga. Wir pendeln nach vorne und hinten, nach oben und unten, zur Seite hin und her und drehen uns nach links und rechts. Dehnung und Stärkung, sowie Reinigung. Die Giftstoffe werden aus der Wirbelsäule ausgewrungen, wie aus einem nassen Lappen. Sehr wichtig ist es viel Wasser nach dem Training zu trinken, um die Giftstoffe abzutransportieren.Der Katzenbuckel oder das Kamel wirken oft Wunder. Auch der Schlaf wird verbessert durch Yoga. Der Sonnengruß ist wohl die am weitesten verbreitete Yoga-Abfolge. Ein Video mit Anleitung findest du im Internet mit der klimafreundlichen Suchmaschine Ecosia.org unter Yoga für Anfänger. Hier eine weitere Anleitung von mir:

Der Sonnengruß

Du beginnst aufrechtstehend mit den Händen vor der Brust aneinandergelegt. Einatmend strecken sich die Arme lang nach oben – verbeuge dich ausatmend nach vorn. Ziehe mit der nächsten Einatmung die Wirbelsäule lang und setze das rechte Bein nach hinten in den tiefen Ausfallschritt. Setze ausatmend den linken Fuß nach hinten und komm in die Bretthaltung (Plancke). Dann beuge die Arme und lege dich auf den Boden. Einatmend hebe den Kopf und Schulter in die Kobra (Sphinx oder heraufschauender Hund). Ausatmend schiebe das Becken nach hinten in den herabschauenden Hund. Mit der nächsten Einatmung ziehe das rechte Bein nach vorn in den tiefen Ausfallschritt. Ausatmend setze den linken Fuß neben den rechten in die Vorwärtsbeuge, um sich schließlich einatmend wieder zum Stehen mit gehobenen Armen aufzurichten, und ausatmend die Hände aneinanderzulegen. Danach die andre Seite, 3–5 Wiederholungen.

Der 8-same Weg des Buddhas

Im Yoga ist die Schildkröte ein Zeichen für Schutz und Schärfung der Sinne. Du kannst dies selbst erreichen, wenn du dich ohne Ablenkung mit nur einer Sache beschäftigst. Der Körper wird mit den Bewegungsabläufen von Asanas und Karanas gestärkt. Mit den Atemübungen werden die Sinne geschult. Dadurch wächst deine Konzentration. Die Ernährung ist dabei ein wichtiger Teil des Weges. Wer auf seine Gesundheit achtet, wird gute Sachen zu sich nehmen.

Bewege dich auf ein positives Ziel zu, so kommt dir das Ziel entgegen. Es gilt außerdem: durch Achtsamkeit vermeidest du zukünftiges Leid. Jedes Leid lässt uns reifen: Wer bist du und was ist deine tiefste Sehnsucht? Sei wachsam für die Frage nach dem Leben und dem Tod. Unachtsamkeit ist Leid. Der Dalai-Lama sagt, „dass das meiste Leid auf der Erde durch Unachtsamkeit hervorgerufen wird".

Der ATEM führt – Die BEWEGUNG folgt

Bei einem Welt-Medizinkongress vor 100 Jahren in Wien waren dies die drei wichtigsten Bedingungen für Gesundheit:

1. Bewegung
2. Atmen
3. Stoffwechsel

Hier kommen noch einige weitere Übungen für Vielsitzer und Büroarbeiter:

Nacken- und Schulterverspannungen

- Mit der Nase eine liegende 8 malen, erst links, dann rechts.
- Danach mit dem Kinn eine liegende 8 malen: links und
- rechts.
- Kopf nach vorne und hinten hin und her bewegen, wie auf einem Pfeil.
- Kopf nach links und rechts kippen, nach unten dehnen.
- Kopf nach vorne im Kreis und rückwärts.
- Hände hinter dem Kopf nach unten dehnen.
- Hände auf den Schultern mit den Armen nach vorne und hinten kreisen.
- Arme nach hinten und nach vorne dehnen.
- Die Hände an die Ellenbogen legen und damit große Kreise zeichnen, links und rechts herum.
- Danach auf dem Boden nachspüren.

Rückenschmerzen lindern durch Bewegung in 10 Minuten (Achtung: Kläre wie bei jeder Übung, ob dein aktueller Gesundheitszustand diese Übung schon zulässt. Ziehe ggf. deinen Arzt zu Rate.)

- Beide Beine im Sitzen auf dem Fußboden ausstrecken.
  Ein Knie an das Gesäß ziehen. Mit den
  Händen langsam nach hinten gehen evtl. auch die Ellenbogen ablegen. Die Hüfte strecken und dehnen. Dann langsam zurück und das andere Bein dehnen.
  Auf den Bauch legen. Mini Kobra aus dem Yoga. Die unteren Rippen liegen auf dem Boden. Den Kopf nach hinten dehnen und in die große Kobra oder den heraufschauenden Hund kommen. Langsam wieder raus aus dieser Position.

- Der Hase und das eingerollte Blatt (auch Kindspose genannt) einnehmen.

- In der Sitzhocke beide Füße zu einer Seite und den Rücken strecken. Der untere Lendenwirbel Bereich wird massiert und gedehnt.

Die 10 Tugenden des Yoga, so wie ich sie für mich gelernt habe

1. Gesundheit wirst du erlangen, wenn du Hilfe annimmst.
2. Gesundheit ist die Fähigkeit, sich helfen zu lassen.
3. Wie ich esse, rede, atme und arbeite ist Vorbereitung für die innere Haltung. Und umgekehrt.
4. Motivation – Entscheidung – Entwicklung.
5. Das Wunderbare ist möglich, das Mögliche ist wunderbar.
6. Alles, was dir passiert, ist ein Angebot, dein wahres Wesen zu erkennen.
7. Was ich tun muss, ist oft vorbestimmt, nicht aber das Wie.
8. Nimm das Leben leicht
9. Was raubt uns Energie?
10. Buddha sagt: „Pass auf, was du denkst"!

Yoga ist alles in allem ein wunderbarer Weg, um Körper und Geist in Einklang zu bringen.

Punkte der Achtsamkeit

Was machte das Leben des Buddha so einzigartig?

- Glücklichsein ohne Bedingung.
- Leben im Hier und Jetzt.
- Dem Fluss des Lebens vertrauen.

Gedanken zum Welt-YOGA-Tag am 21. Juni:

YOGA ist für alle da – YOGA macht dich achtsam und lebendig.

Unser Körper verändert sich: Alter, Verletzungen und Emotionen machen sich bemerkbar- manchmal deutlich und manchmal subtil. „Ich bin dein Kniegelenk", „Das ist die Schulter" … YOGA gibt uns die Gelegenheit, diese Veränderungen wahrzunehmen und ihnen achtsam zu begegnen. So fördert YOGA unsere Selbstfürsorge und wir lernen, den eigenen Körper besser zu verstehen. YOGA verbindet uns mit der Kraft des Lebens. Es gibt uns Klarheit und Vertrauen.

Besonders im Sommer freuen wir Menschen uns an unserer Lebendigkeit, Kraft und Beweglichkeit. YOGA bewirkt mehr als nur entspannte Gesichtszüge, frische Haut und strahlende Augen. Beim YOGA entwickelst du ein Gefühl der Aufmerksamkeit deinem Körper gegenüber. Im YOGA benutzen wir den Körper um den Geist frei zu bekommen. YOGA macht uns GESCHMEIDIGER.

Sind wir uns des Augenblicks bewusst,
können wir das Vergängliche vergessen
– Goethe –

Hier ein paar Kommentare nach meinem Yoga-Unterricht:

„Wenn ich vom Yoga komme, habe ich eine Woche keine Rückenschmerzen mehr".

„Wenn ich vom Yoga komme, schlafe ich tief und fest".

„Ich merke bereits, dass ich 2x nicht beim YOGA war."

„Nach dem YOGA schwebe ich nach Hause."

„Ich fühle mich gut nach dem YOGA". „Ich war am Anfang skeptisch, aber ich merkte, wie steif ich vom vielen Sitzen geworden bin. Mache bitte weiter so!".

„Meine Lymphen arbeiten wieder viel besser, ich brauche keine Massagen und die Strümpfe auch nicht mehr."

„Warum habe ich nicht schon viel früher mit Yoga-Übungen angefangen?"

Akzeptiere, was ist. Lasse los, was war. Und habe Vertrauen in das, was sein wird. - Namasté (nah-mas-tay) - my soul honours your soul.

Was ich dir noch mitgeben möchte

„Trage Mundschutz, halte Abstand und bleib zu Hause!" Ich würde gerne von offizieller Seite hören:" Ernähre dich ausgewogen biologisch, vegetarisch/vegan. Stärke dein Immunsystem. Sei dir deiner Selbstheilungskräfte bewusst. Sorge durch positive Gedanken und Handlungen für dein mentales und seelisches Gleichgewicht. Bewege dich in der Natur und arbeite an deinen sozialen Kontakten, denn sie sind wichtig für dich.

Ge(h)sund und munter in die Zukunft. - Im Hier und Jetzt setzt du die Weichen dafür. Auch dein Darm liefert die Voraussetzung dafür, dass dein gesamter Organismus mit allen lebensnotwendigen Nährstoffen gut versorgt wird, die du dir mit der Nahrung zuführst. Beginne also zum Beispiel mit einer biologischen Darmsanierung!

Ein normaler Darm wiegt um die 2,5 Kilogramm. Der Darm von einem verschlackten oder verstopften Menschen kann dagegen bis zu 18,5 Kg wiegen. Das führt als weitere Folge dazu, dass der Körper die Nährstoffe nicht mehr richtig aufnehmen kann. Alle biochemischen Reaktionen des Energiestoffwechsels können nur bei einer vollständigen Verfügbarkeit der nötigen Nährstoffe funktionieren – erst dann ist eine optimale Energiebildung in der Zelle möglich. Um eine sehr effektive Unterstützung vor Übersäuerung im Muskel mit entsprechendem Leistungsabbruch zu verhindern, wäre die zusätzliche Supplementierung. Das heißt wir fügen dem Körper mehr Magnesium, Vitamine C, D, E und Zink plus Aminosäuren (Eiweißbausteine) zu. BCCAs, L-Argenin, Beta Aalanin, L- Citrulin oder ZMB6.

Damit alle Systeme in deinem Körper gut funktionieren, benötigt er alle Nährstoffe. Sie sorgen dafür, dass der Stoffwechsel optimal mit bioverfügbaren und hochwertigen Nährstoffen versorgt wird. Iss viel rohes Obst und Gemüse und decke deinen Mehrbedarf zusätzlich mit hochwertigen Nährstoffergänzungen und Aminosäuren ab.

Unsere Zellen müssen sich jeden Tag neu bilden und sich gleichzeitig vor dem Abbau und den freien Radikalen schützen. (Hautzellen regenerieren sich etwa alle 35 Tage.) Sorge für eine gute Versorgung, etwa mit hochwertigem OPC als Zellschutz und dazu mit allen wichtigen Aminosäuren. Nur so sind eine optimale Regeneration und Leistungsanpassung gewährleistet. Die Kunst, möglichst lange gesund zu leben, ist von drei Faktoren abhängig:

1. Deiner Ernährung,
2. Deinen Verhaltensweisen,
3. Einem vernünftigen Gebrauch der Medizin.

Heute beim Sport wurde ich mal wieder gefragt, was denn mein Tipp bei einem geschwollenen Arm beziehungsweise Unterarm wäre. Es war Sonnabend und kein Arzt hatte mehr geöffnet. Als erstes machte ich deutlich, dass ich einen Besuch beim Arzt befürworte, aber um Linderung zu bekommen, würde ich mir kalte Quark-Umschläge für ein bis zwei Stunden machen. Das kühlt und nimmt die Schwellung raus. Innerlich empfehle ich, **Co**-Enzyme über Obst, z.B. Ananans oder Papaya, zu dir zu nehmen oder zusätzlich Magnesium ...

Gesundheit bedeutet weit mehr, als frei zu sein von Krankheiten, seien sie geistiger, körperlicher oder seelischer Art. Gesundheit bedeutet für mich etwas Positives für sich zu tun, selbst wenn es einmal Schmerzmittel oder -gel zum Lösen eines Schmerzes sind. Nichtdestotrotz solltest du immer nach den Ursachen forschen. Im sportlichen Bereich empfehle ich dir immer auch den Kontakt zu einem guten ganzheitliche ausgerichteten Physiotherapeuten oder Osteopathen zu pflegen. Das kann deinem Wohlbefinden insgesamt nutzen, denn sie konzentrieren sich nicht allein auf die Symptombekämpfung. Schaue dir Videos von „Liebscher und Bracht“ auf YouTube an. Suche bei anhaltend starken Schmerzen immer einen Arzt, Heilpraktiker oder Therapeuten auf.

Wer eine Allergie, Schuppenflechte oder ähnliches hat und schnell Hilfe braucht, greift ja oft zu Kortison. Das muss nicht sein. Lass das Gift aus deinem Körper. Und wenn es nicht anders geht, nimm etwas von deinem Morgenurin (dem Mittelstrahl) und reibe diese Stellen damit ein – bei mir wurde es nach zwei Tagen weniger. Das spart Geld, Lauferei und ist natürlich. Bei Schuppenflechte hilft es außerdem, wenn man diese in Essig-Wasser (oder Wasser mit Kolloidalem Silber) badet oder damit besprüht – günstig und natürlich. Es gibt so viele schöne „Hausmittel“.

Die Natur hat uns viele Heilpflanzen geschenkt. Eine Kollegin von mir hat in Flensburg einen Kräutergarten mit mehr als 180 zu meist heimische Heil-Pflanzen, die in einem Stern angeordnet und nach Organen eingeteilt sind. Hinweisschilder geben kurze Informationen zu den einzelnen Kräutern. Es ist in der Natur noch immer ein Kraut gegen Beschwerden gewachsen.

Wenn Tiere krank sind, verstecken sie sich im Wald und schalten auf den Hungerstoffwechsel um. Dabei verhungert der Körper nicht, aber er wird veranlasst, sich aus den Fettdepots zu bedienen und schafft damit Ketogenkörper, die dem Körper bei seiner Selbstheilung behilflich sind. Das kann der Mensch auch: du solltest dann so wenig wie möglich an Nahrung zu dir nehmen aber viel trinken!

Wenn du sofort und auf alle Befindlichkeiten mit Medizin reagierst, dann bremst du den Heilungsprozess des Körpers; Denn oft sind die Schmerzen, die wir empfinden, Heilungsschmerzen!

Kümmere dich um deinen Psoras, den Lendenmuskel, und um deinen Vagusnerv (der Hirnnerv, unser Ruhe-Nerv), der dein Immunsystem stärkt und deinen Stress vermindert. Der Vagusnerv, von dem ich anfangs bereits gesprochen haben, ist der längste Nerv in unserem Körper. Er erstreckt sich vom Hirnstamm durch den Oberkörper. Das Herz, die Bauchorgane und das Verdauungssystem werden vom Vagusnerv beeinflusst. Er dient der Kommunikation zwischen den Organen und Körperteilen mit dem Gehirn. Der Vagusnerv ist eine Art Autobahn zwischen dem Gehirn und den Organen im gesamten Brust- und Bauchbereich. Diesen Entspannungsnerv kannst du positiv mit deinem Augennerv beeinflussen. Schaue dazu in die Ferne oder schließe die Augen. Lockere deine Gesichts- und Zungenmuskeln. Der Vagus bringt unseren Körper mit den parasympathischen Fasern in Gleichgewicht.

Mit Vitalstoffen haben meine Familie und ich erstaunlich gute Erfahrungen gemacht: Gewichtsabnahme und Gewichtskontrolle, mehr Kondition und ein wacheres Gemüt, weniger und schwächere Erkältungen, eine bessere Verdauung, verbesserter Schlaf und eine Verbesserung des Hautbildes.

Eine ausgewogene Ernährung, ein aktiver Lebenswandel und eine positive Einstellung sind Pfeiler eines gesunden und erfüllten Lebens. Dabei können Vitalstoffe und Nährstoffe eine wichtige Unterstützung sein, doch um diese Funktion erfüllen zu können, müssen Qualität, Rezeptur und die genaue Zusammensetzung der Inhaltsstoffe stimmen. Basierend auf einem großen Erfahrungsschatz haben kluge Köpfe diese tollen Produkte entwickelt, die perfekt aufeinander abgestimmte Vitamine und Mineralstoffe enthalten und so zu mehr Gesundheit und Wohlbefinden beitragen. Die Krankheit Marasmus zum Beispiel ist eine schwerwiegende Erkrankung durch Mangelernährung. Wenn wir uns nicht richtig ernähren, dann leidet jede Zelle im Körper. Nimm also gesunde Vitalstoffe zu dir, dann verlangt der Körper gar nicht erst nach etwas Süßem! Und iss besser nicht aus Langeweile, weil dein Darm dann verschlacken kann. Bewusstheit ist der erste Schritt zur Veränderung. Doch das ist leichter gesagt, als getan. Bitterstern (Kräuterbitter) aus der Apotheke hilft dabei, deinen Heißhunger in einem ersten Schritt zu bremsen.

Wenn du einige der vielen Ratschläge aus diesem Buch mit in deinen Alltag einbauen kannst, wirst du dich jung und aktiver fühlen, obwohl du vielleicht schon älter bist.

Wir müssen im Leben ständig Entscheidungen treffen. Denn wir treiben nicht hilflos auf dem Meer des Lebens umher. Unser Leben wird nicht vom Schicksal bestimmt, sondern wir halten selbst die Zügel in der Hand. Die richtige Entscheidung für ein vitales Leben ist wichtig. Um die Kraft für die richtigen Entscheidungen zu haben, ist es zum Beispiel wichtig, wie du deinen Tag beginnst.

Hast du schon ein Morgen-Ritual? Wenn nicht, fange langsam damit an. Wassertrinken nach dem Aufstehen, duschen, leichte Morgengymnastik, Tee und/oder Kaffee … Und wenn du deinen ersten Hunger spürst, nimm Obst, Smoothies und Vitalstoffe zu dir, sofern du sie gut verträgst. Dein Körper wird es dir mitteilen.

Mein Morgen Ritual:

Langsam und bewusst aus dem Bett aufstehen. Dehnen und strecken. Duschen und danach Yoga: der Sonnengruß und etwas Rollen mit der Faszien-Rolle.

Fakten, die Einfluss auf unser Leben haben

1. Unterstützung durch andere.
2. Eingebunden sein in die Gemeinschaft.
3. Nicht rauchen.
4. Aufhören zu rauchen.
5. Wenig Alkohol.
6. Sport treiben.
7. Körperlich aktiv sein.
8. Nicht übergewichtig oder untergewichtig zu sein.
9. Gesunde Ernährung.
10. Gute Medikamente.
11. Saubere Luft.

Quelle: Weltgesundheitsorganisation (WHO)

.

Whatever you decide to do –
Make sure it makes you happy.

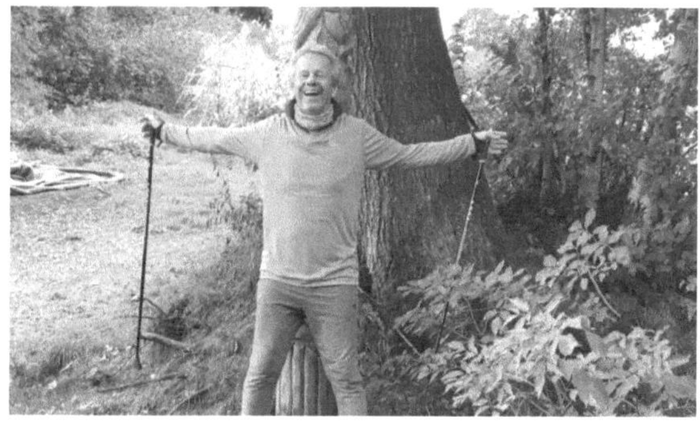

Das Bild entstand zu den Aufnahmen bei den ErnährungsDocs.
Folge (33), am 15.10.2019 auf NDR 3

Die besten Ernährungstipps für den Alltag

Mehr …

$H2O$ = Wasser
Ungesättigte Fettsäuren
Obst und Gemüse
Ballaststoffe
Bewegung
Schlaf
Gute Vitalstoffe
Humor
Lächeln ☺

Weniger …

Kristallzucker und andere Zuckerarten
NaCl, also Kochsalz
Kohlehydrate
Weizen
Rauchen
Alkohol
Ärgern

Zum Schluss - Du bist, was du isst

Die Zellen unserer Nahrung werden zu den Zellen unseres Körpers. Zusätzlich hat das, was wir trinken und essen, einen direkten Einfluss auf unser Gefäßsystem und unsere Haut. Das, was wir essen, macht uns mehr oder weniger reizbar. Du kannst dir diesen Vorgang verdeutlichen, indem du dir vorstellst, einem Fünfjährigen eine Tasse Kaffee zu geben. Nach ungefähr zehn Minuten würdest du keinen Zweifel mehr daran haben, dass das, was wir essen oder trinken, unsere Gesundheit direkt beeinflusst.

Unsere Gesundheit, unser ganzes Leben, können wir als die Summe aller von uns getroffenen Entscheidungen betrachten. Wähle ich zuckerhaltige Zerealien oder Haferflocken und Obst? Gibt es das schnell zubereitete Marmeladenbrot oder den aufwendigeren Quinoa-Salat? Viele Menschen sind bei ihrer täglichen Entscheidung, was auf den Teller kommt, von Zweifeln geplagt. Sie fragen sich, ob das, was sie essen, ihre Gesundheit beeinflusst? Ich hoffe, dass ich diese Frage mit diesem Buch ein Stück weit beantworten konnte. Kamen dir vielleicht ein paar neue, gute Gedanken? Schreibe sie auf, denn er bleibt nur für etwa drei Minuten bei dir. Laut der „72-Stunden-Regel“, sie ist eher als Faustformel zu verstehen, denn als wissenschaftliche fundierte Gesetzmäßigkeit, geht alles, was du innerhalb von drei Tagen aufschreibst, schneller in Erfüllung.

Wir Menschen arbeiten im Allgemeinen effektiver mit einer sogenannten „Deadline“. Wir brauchen sie, um gute Ergebnisse zu erzielen. Doch auch unter der Dusche kommen einem oft gute Ideen. Schreibe sie auf! Fertige dir eine Zielcollage oder ein Wunschplakat für deine “Ziele“ an. Bleibe dabei aber bei realistischen Zielen.

Merke:

Was du aufschreibst, setzt du auch um. Setze dir eine Deadline. Schreib dir die wichtigsten drei Dinge auf. Dann kommst du schneller in die Umsetzung.

Und zuletzt, aber nicht am unwichtigsten:

Viel Spaß auf deinem Weg zu mehr Ge(h)sundheit.

Jürgen Marcinkowski

Liebe Leserin, lieber Leser,

Hat dir das Buch weitergeholfen? Über Anregungen, Kritik, aber auch für Lob freue ich mich.

Persönliches Coaching?

Wenn du Interesse an einem noch ge(h)sünderen Leben gefunden hast, schreibe mir eine E-Mail an:

yogimarczinkowski@gmail.com

Folge mir auf Facebook, Instagram und YouTube, um dich weiter über Neuigkeiten aus der Welt der Vitalität zu informieren oder um Motivation zu finden. Seit Neuestem gibt es auch einen Podcast auf Spotify unter „Ge(h)sund und munter".

Oder besuche meine Webseite:
https://yogi-marczinkowski.heilnetz.net

In diesem Sinne bleibe oder werde Ge(h)sund und Munter

Dein YOGI- Jürgen

Über den Autor:-

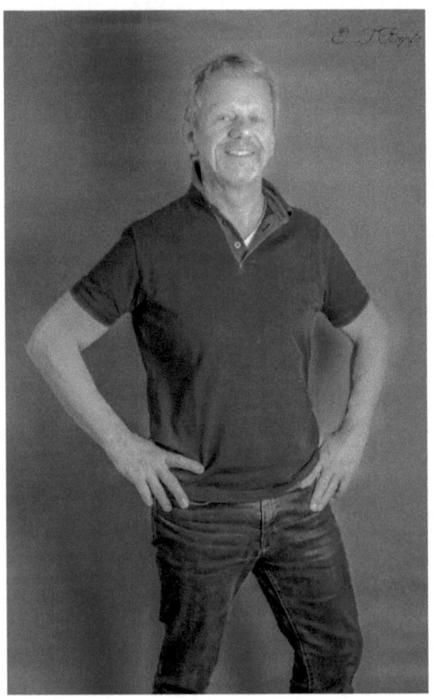

Baujahr 1958. Jürgen hat in seinem Leben vieles erlebt und ausprobiert. Er hat Schiffe gebaut, Flaschenreinigungsmaschinen konstruiert und ausgeliefert. Er hat Ingenieurswissenschaften studiert, aber innerlich den Wunsch gehegt, sich weiter zu entwickeln. Daher hat er anschließend Geisteswissenschaft, die Anthroposophie, studiert. Während seiner Studienzeit hat er das Sportreferat geleitet, und ein eigenes Karate Dojo an der Uni in Flensburg gegründet und geleitet. Danach hat er gut 20 Jahre Yoga-Erfahrung sammeln dürfen. In seiner Familie gibt es drei Ärzte. Jürgen hat drei geliebte Menschen durch schwere Krankheit verloren. Das hat ihn dazu bewegt sich noch weiter mit diesem Thema zu beschäftigen.

Zurzeit unterrichtet Jürgen junge Menschen in Biochemie und Ernährungslehre. Darüber hinaus hat er einen Lehrplan für Sport und Gesundheit selbst geschrieben – und damit selbst ein Neues Schulfach errichtet. Sein Ziel ist, dies in ganz Deutschland und anderen Ländern populär zu machen. Er ist auch Dozent für Gesundheit an der Hochschule. Dabei erwuchs in ihm der innere Herzenswunsch, ein Buch über Ge(h)sundheit zu schreiben.

Der Autor ist seit 31 Jahren verheiratet und hat zwei erwachsene Kinder. Er wohnt, lebt und wirkt in Harrislee bei Flensburg, an der dänischen Grenze. Dort betreibt er auch seine eigene Yoga-Werkstatt im „Raum für Ge(h)sundheit".

Literaturverzeichnis

FOKUS! ES IST DEIN LEBEN! vom Lebens- und Erfolgscoach Dennis Michaelsen, Erscheinungsjahr 2018
ISBN: 13-978-3-96443-737-2 www.dennismichaelsen.com

Schlau gelaunt – neue Erkenntnisse der Gehirnforschung von Dr. med. Petra Wenzel Erscheinungsjahr 2017 ISBN 978-3-9813507-7-7

Gesund länger leben durch OPC von Anne Simons und Alexander Rucker – ISBN 3-9806746-3-0

Jungbrunnen Entsäuerung – Wohlbefinden rundum durch ein harmonisches Säure-Basen-Verhältnis von Kurt Tepperwein. Von 2002, ISBN 978-3-442-14207-1

Darm mit Charme von Giulia Enders, Erscheinungsjahr 2014 im Ullstein Verlag ,ISBN 978-3-550-08041-8

Die Ernährungsdocs – NDR, von 2017, ISBN 978-3-89883-561-9 im ZS Verlag.

Dr. med. Michael Spitzbart „Schutz vor Krebs“, mit Ernährung die Heilung unterstützen. Von 2018 im Scorpio Verlag erschienen. ISBN 978-3-95803-139-5

Dr. Kelly A- Turner „ 9 Wege in ein Krebsfreies Leben“. Irsana Verlag – ISBN: 978-3-424-15268-5

Anne Simons und Alexander Rucker „Gesund länger leben durch OPC“ - Maya Media - ISBN 3-9806746-3-0

Anne Simons „Frauen leben länger mit OPC“ Knauer Menssana ISBN 978-3-426-65834-5

Weitere Quellenangaben

Meine für dich zusammengestellten Informationen stammen u. a. aus Studien der Harvard University und dem dt. Krebsforschungszentrum, dem Fachblatt „Nutritional Neuroscience“ sowie aus Studien der Bingham Universität, vom dt. Gesundheitsamt, dem Iges Institut, vom Ärzteblatt, dem Fachmagazin „Obesity“, aus Studien von Neurowissenschaftlern der Uni Magdeburg, vom Keim Detektor für RLU Standards, aus Studien der Uni Jena und der dt. Gesellschaft für Ernährung der Uni Wisconsin, aus dem Verbraucherschutz in Sachsen-Anhalt das Neueste aus der Mikrobiologie, Zellbiologie und Biotechnologie, und von der WHO.